おうち矯正 Q&A

著 鈴木設矢
大河内淑子

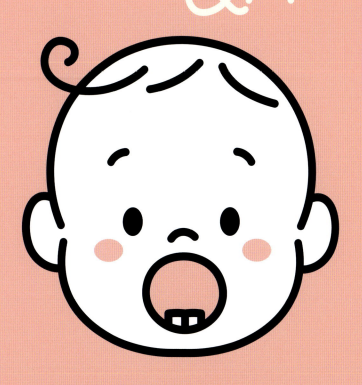

0歳から不正咬合を予防する
"もっと"身近な指導法

刊行にあたって

　歯科矯正学は難解な学問ですが、初期の疾患を早期に治療すれば、その解決策は見つかると考えます。小児の咬合はさまざまな因子が関与した結果として歯列が形成されるため、私は「なぜこの歯列になったのか」、そのストーリーを考えます。

　どのような不正咬合でも、初期であれば軽度の疾患です。そして、軽度の状態を保つ症例と、悪化する症例があります。こうした現実を踏まえて、「おうち矯正」の概念を構築してきました。おうち矯正で得られるベネフィットとはどのようなものでしょうか。ベネフィットは「利益」「報酬」といった意味をもつ言葉で、成果の報酬を「ベネフィット」と呼ぶこともあります。

　医療に限らず、「報酬」や「利益」を得るためには、対価が必要です。高価な物を得るには経済的な負担がかかります。高価な物を作るには、高い技術が必要です。そして、高い技術を維持するためには、技術に見合った高い報酬が必要です。報酬の一部を再投資することで高い技術を維持し、さらなる技術の向上を図ります。こうしたバランスの上に、すべての経済の価値が成り立っています。矯正歯科治療は高い医療技術を必要とするため、その対価も高くなります。ただし、経済的な負担が大きいと、普通の人にとって矯正歯科治療が縁遠いものになってしまいます。私は臨床医として、矯正歯科治療を「身近な医療」にしたいと考えています。

　わが国では高齢者が増加したことで、膝関節に悩みをもつ方が2,400万人に達するといわれています。日常生活に支障を来す痛みを避けるため生活習慣を見直し、予防的運動を行ったり、サプリメントを服用している高齢者は多いとのことです。こうした考え方は、俗に家庭療法といわれます。そして、広義では「おうち矯正」の考え方も同様といえます。

　不正咬合は日常生活に支障を来す疾患ではありませんので、積極的に予防しようと考える人は少ないでしょう。ただし、不正咬合は疾患ですので、発症原因が必ずあります。疾患の原因が解れば、原因に対する予防策もあるはずです。それが本書で解説する「おうち矯正」です。

　複雑化した不正咬合を治すのは困難ですが、初期の不正咬合は重篤ではありません。初期の不正咬合を放置した結果、重篤な疾患になってしまうのです。「おうち矯正」においても、早期発見は重要です。保護者の歯列不正に対する関心を高めることが早期発見に繋がり、早期に治療を開始することで、「おうち矯正」で得られるベネフィットを最大化できます。

　私の専門は歯科保存学です。大学院の卒業論文が認可されたときに、主査の教授から「今日から学者の仲間入り」と言われたのがとても印象に残っています。それから一般開業医として、歯科保存学の視点から40年ほど矯正歯科治療について考えてきたため、矯正歯科専門医とは異なる視点をもっているのだと思います。本書の知見が若い先生方のヒントとなるように、また、さまざまな歯科知識を与えてくださった先達への恩返しとして、筆を執った次第です。

　最後に、本書の執筆にあたりご協力いただいた辻村育郎先生にこの場をお借りして心より感謝申し上げます。

2024年12月

鈴木設矢

「小児矯正・咬合誘導やMFTを勉強したいと思っているのだけれど、何から勉強すればよいかわかりません。おすすめの本やセミナーはありますか？」と聞かれることがよくあります。

最近では歯科医師のみならず、熱意のある歯科衛生士からも同じような質問を受けることが多くなりました。そうしたときは「まずは簡単なことからやってみよう」と背中を押していたのですが、「何が簡単で何が難しいかわからない」「本を購入したりセミナーに参加しても、範囲が広すぎてどこから手をつけていいのか……」と言われることもたびたび経験しました。幅広いこの分野のどこから始めるのが効果的なのかという悩みは理解できます。そして、「失敗したくない」という気持ちから、「はじめの一歩」をなかなか踏み出せずにいることもわかります。

そこで、「小児矯正・咬合誘導やMFTを勉強したい」と希望する歯科医師やスタッフに向けて、試行錯誤の末にさまざまな方法で伝えた結果、「何が」わからず、「何を」やっておらず、「何が」必要かが少しずつみえてきました。もちろん、私自身もまだまだ研鑽中ですが、それでも口腔内の「異常な兆し」が「みえない」状態を、「みえる」ようにするためのノウハウを伝えることが必要と感じ、本書の執筆に至りました。

咬合誘導やMFTおよび生活習慣の改善や食育をメインにした口腔筋機能の向上を、以前は「バイオセラピー」と呼んでいましたが、患児や保護者に理解してもらいやすくするために、鈴木設矢先生が「おうち矯正」と名づけられました。この名称にしたことで、「おうち矯正は今日からお家で始められる矯正治療」と、患児自身で行うことを意識してもらいやすくなりました。

おうち矯正により低年齢から積極的にかかわることで、矯正装置を使わずに済んだり、矯正装置の数が減り、期間も短くなるなど、シンプルな治療を実現できる場合もあります。

正直、「このまま何もしないで矯正装置を使ったほうが簡単かも……」と思うこともありました。ただ、すべてのケースで自費治療を選択してもらえるわけではありません。また、年齢的にも矯正装置が使えない場合もあります。そのようななかで、おうち矯正を地道に続け、治癒した症例が増えてくると、その効果を実感するようになりました。また、おうち矯正による治癒は、患児や保護者からの反響だけではなく、スタッフからの反応もうれしいものでした。

スタッフが積極的に対応してくれると、口腔内の異常な兆しに気づいてくれることもあり、それが適切な時期での治療へと繋がります。その結果、スタッフからみても「自分の子どもや家族、友人にも受けさせたい」と思えるような治療を実践でき、一連の経緯が医院全体のモチベーションをアップさせ、ひいては医院の活性化へと繋がります。何よりも、患児や保護者とスタッフが治療の効果を共有できたときの喜びは、何物にも代えがたいものです。

患児を「よい顔」に育てたいという鈴木設矢先生の信念を受け継ぎ、自分自身やスタッフも仕事にやりがいを感じて「よい顔」で毎日を過ごせるように、そして、かかわるすべての人に「いいかおそだて」と心より願い、本書を執筆しました。読者の臨床の一助となれば幸いです。

2024年12月

大河内淑子

CONTENTS

第1章　導入編

❶おうち矯正とは

Q01　おうち矯正とは何ですか? ⋯⋯⋯⋯⋯⋯⋯⋯⋯⋯⋯⋯ 8

Q02　なぜおうち矯正がかかりつけ歯科医には必要なのですか? ⋯⋯⋯⋯⋯ 10

Q03　小児の咬合育成におけるスタッフの役割を
どのように教えればよいでしょうか? ⋯⋯⋯⋯⋯⋯⋯⋯⋯ 12

Q04　なぜパノラマX線写真はおうち矯正で必要なのですか? ⋯⋯⋯⋯⋯ 14

❷乳歯萌出開始〜乳歯列期

Q05　授乳期や離乳食期にアプローチを行いますか? ⋯⋯⋯⋯⋯⋯⋯ 16

Q06　食育の指導はいつから・どのように始めればよいのでしょうか? ⋯⋯⋯ 18

Q07　具体的な食育とはどのようなものでしょうか? ⋯⋯⋯⋯⋯⋯⋯ 20

Q08　お口ポカンの低年齢の小児にはどのようなアプローチができますか? ⋯⋯ 24

Q09　指しゃぶりへの対応は? ⋯⋯⋯⋯⋯⋯⋯⋯⋯⋯⋯⋯⋯ 26

Q10　乳歯の癒合歯はどのような説明をすればよいですか? ⋯⋯⋯⋯⋯ 32

Q11　上唇小帯や舌小帯はどのように対応すべきでしょうか? ⋯⋯⋯⋯⋯ 34

Q12　「夜間の歯ぎしりがすごくて心配」と保護者から言われたら? ⋯⋯⋯ 36

Q13　反対咬合は自然治癒の可能性があるので
様子をみたほうがよいのでしょうか? ⋯⋯⋯⋯⋯⋯⋯⋯⋯ 37

Q14　低位舌へのアプローチは? ⋯⋯⋯⋯⋯⋯⋯⋯⋯⋯⋯⋯ 40

Q15　なぜ低位舌へのアプローチが必要なのでしょうか? ⋯⋯⋯⋯⋯⋯ 44

❸混合歯列期

Q16　下顎前歯が裏から生えてきた場合、抜いたほうがよいですか? ⋯⋯⋯ 46

Q17　保護者から「生えてきた上の前歯が大きい」と
相談されたときの対処法は? ⋯⋯⋯⋯⋯⋯⋯⋯⋯⋯⋯⋯ 48

Q18　上顎前歯の離開は自然に治るのでしょうか? ⋯⋯⋯⋯⋯⋯⋯ 50

Q19　「子どもの上下の歯の真ん中が合っていない」と言われたら? ⋯⋯⋯ 52

Q20　交叉咬合にはどのようにアプローチすべきですか? ⋯⋯⋯⋯⋯⋯ 53

Q21	7歳時のＸ線写真では何を確認すべきですか？	56
Q22	10歳前後のＸ線写真では何を確認すべきですか？	60
Q23	10歳以上のＸ線写真では何を確認すべきですか？	63

第2章　機能編

Q01	指しゃぶりやおしゃぶりについてどのように考えればよいですか？	68
Q02	おうち矯正でも指しゃぶりをやめられないときはどうすればよいですか？	70
Q03	食育の咬断運動とは何ですか？	73
Q04	食育には何が必要ですか？	76
Q05	食育のモチベーションを上げるには？	78
Q06	おうち矯正の介入と身体の成長にはどのような関係がありますか？	82
Q07	悪習癖を見分けるにはどうすればよいでしょうか？	84
Q08	姿勢について何に気をつけるべきでしょうか？	88
Q09	負の外力とおうち矯正の関係は？	92
Q10	舌癖にはどのような診査や訓練が有効ですか？	94
Q11	舌を挙上するトレーニング器具にはどのようなものがありますか？	99
Q12	反対咬合に対するおうち矯正と、トレーナーや拡大床装置使用の選別は？	102

第3章　叢生編

Q01	叢生とはどのような不正咬合なのでしょうか？	108
Q02	叢生の場合、いつからおうち矯正を開始しますか？	110
Q03	上顎歯列弓の理想的な形態は？	112
Q04	切歯骨の発育には何が必要ですか？	114
Q05	発育空隙とは何ですか？	116
Q06	発育空隙がない場合は、患児と保護者にどのようにアプローチしますか？	118

Q07	おうち矯正と並行して矯正装置を使用することはありますか？	119
Q08	側方歯群の交換期は何に注意すべきでしょうか？	122
Q09	乳臼歯の実質欠損などで近心移動した大臼歯はおうち矯正で治りますか？	124
Q10	犬歯の歯胚位置異常への対処は？	126
Q11	乳犬歯の早期脱落への対処は？	128
Q12	正中離開についてどのように考えますか？	130
	Column 萌出時期に合わせた治療の選択肢を提示する重要性	123

🏠 第4章　反対咬合・交叉咬合・上顎前突編

Q01	反対咬合とはどのような不正咬合でしょうか？	134
Q02	反対咬合において低位舌は何が問題なのでしょうか？	137
Q03	機能性の反対咬合と歯性の反対咬合の関係は？	138
Q04	機能性の反対咬合にはどのような原因が考えられますか？	142
Q05	骨格性の反対咬合におうち矯正は有効でしょうか？	144
Q06	骨格性の反対咬合で注意すべきことは？	147
Q07	反対咬合の治癒過程における前歯の変化は？	150
Q08	前歯の交叉咬合にはどのようにアプローチしますか？	154
Q09	臼歯部の交叉咬合への対処は？	158
Q10	上顎前突にはどのようにアプローチしますか？	161
Q11	なぜ下顎体が後退するのでしょうか？	164
Q12	「靴の原理」とは何ですか？	166
Q13	下顎の前方誘導装置にはどのようなものがありますか？	168
Q14	おうち矯正と矯正装置を併用した上顎前突の治療の実際は？	170

表紙デザイン：金子俊樹　　イラスト：ヒロ・コジマ　中野こはる

第1章

導入編

01 おうち矯正とは何ですか？

A 小児の健全な顎顔面口腔の育成をサポートする治療法です。いわゆる口腔筋機能療法（MFT）だけではなく、食育や悪習癖の改善などを組み合わせた咬合育成への予防的な指導法です。

住まいの夢を描くときに思い浮かべるのは、憧れのキッチンや広いリビング……。目に見えるところばかりに考えがいきがちですが、住まいはそれを支える地盤があってこそのものです。

歯科治療も同じです。

補綴治療では修復物の前に地盤である健全な歯周組織がある前提ですし、小児の矯正歯科治療は顎顔面口腔機能の健全な発育があってこその治療です。

おうち矯正とはその「健全な顎顔面口腔の育成をサポートする」ために、かかりつけ歯科医が指導できる小児と保護者主体の家庭内療法であると考えます。

「矯正治療は少ない干渉で顔面頭蓋形態や構造が、正常な成人の解剖学的特徴をもつまでに発達させることである」と『Maxillofacial Orthopedics: A Clinical Approach for the Growing Child』（図1）[1]に記されていますが、おうち矯正が目指すものは歯の周りの骨と筋肉のバランスが保たれた状態（図2）であり、過剰な処置や矯正装置を使用せずとも、生体がもつべき形態と機能を回復し、3次元的に健全な育成を促すことを目的とします。

筆者らはこの小児の顎顔面口腔の育成を「食育」「悪習癖の改善」「トレーニング」をメインとしてサポートすることを「バイオロジカルな治療」と呼び、その一方で矯正装置を使用して矯正歯科治療を行うことを「メカニカルな治療」と呼んでいます（図3）。

小児期の3次元的咬合育成には水平的な咬合育成および垂直的な咬合育成が必要であり、水平的な咬合育成は形態（歯列、顎骨、顔面）に関連し、垂直的な咬合育成は機能（咀嚼、嚥下、発音、呼吸）などに関連するとの考えがあります（図4）[3]。

実際に臨床で混合歯列前期に拡大床装置でメカニカルに小児の咬合誘導を行っていると、治療の過程で咬合が不安定になることがあります。拡大床装置は水平的な治療は得意なのですが、垂直的なコントロールはどちらかというと得意ではありません。そこで、嚥下や咀嚼、呼吸、姿勢などへの指導をバイオロジカルに併用して機能を向上させ、垂直的なアプローチで咬合を安定させる治療が行われるようになりました。メカニカルな治療とバイオロジカルな治療は対立する治療法ではなく、並行して行うべき治療です。結果として、拡大床装置だけではなく、どのような矯正装置にも併用できる治療法であると考えます。

そのようなアプローチから始まったバイオロジカルな治療ですが、この考えをもっと低年齢から応用したものが「おうち矯正」です。

小児や保護者にバイオロジカルな治療の説明は理解してもらいにくいため、「今日からおうちでできる矯正歯科治療」を略して「おうち矯正」と鈴木設矢先生が名づけました（図5）[4]。

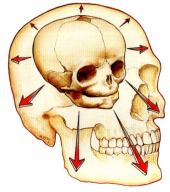

図❶ 矯正治療は少ない干渉で顔面頭蓋形態や構造を正常な成人の解剖学的特徴に発達させることである（参考文献[1]より転載）

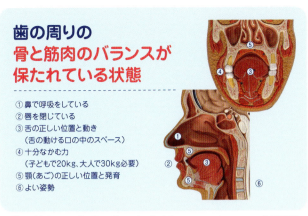

図❷ 健全な顎顔面口腔の育成（オーラルアカデミー「床矯正・矯正治療のバイオセラピー」より転載）

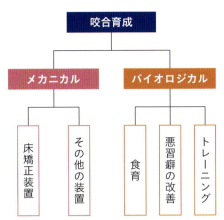

図❸ メカニカルな治療とバイオロジカルな治療（参考文献2) より引用改変）

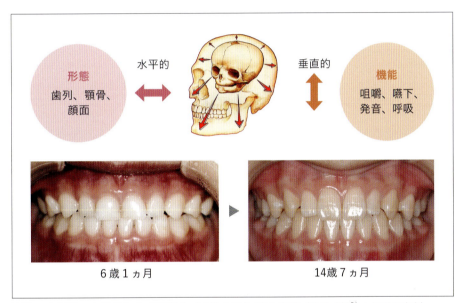

図❹ 小児期の水平的および垂直的（3次元的）咬合育成（参考文献3) より引用改変）

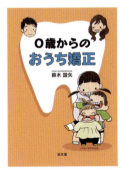

図❺ 『0歳からのおうち矯正』（弘文堂）

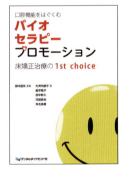

図❻ 『口腔機能をはぐくむバイオセラピープロモーション』（デンタルダイヤモンド社）

　バイオロジカルな治療（バイオセラピー）＝おうち矯正ですが、本書の内容は『口腔機能をはぐくむバイオセラピープロモーション』（図6）[5]や『GPのための床矯正・矯正のすすめ』[2]に記載されているバイオロジカルな治療をより身近にしたものです。トレーニング器具を用いた詳細などはそちらを参照ください。　　　　　　　　　　　　　　　　［大河内］

【参考文献】
1) Ahlin JH: Maxillofacial Orthopedics: A Clinical Approach for the Growing Child. Quintessence Publishing, Chicago, 1984.
2) 鈴木設矢（編著）：GPのための床矯正・矯正のすすめ．デンタルダイヤモンド社，東京，2008．
3) 嘉藤幹夫：小児の水平的および垂直的咬合育成への対応．小児歯科臨床，15(10)：29-39，2010．
4) 鈴木設矢：0歳からのおうち矯正．弘文堂，東京，2023．
5) 鈴木設矢（監著），大河内淑子，奥平晴子，田中幹久，花田真也，井吉美香：口腔機能をはぐくむバイオセラピープロモーション．デンタルダイヤモンド社，東京，2016．

\Question\ ❶おうち矯正とは

02 なぜおうち矯正が
かかりつけ歯科医には必要なのですか？

A 異常の兆しを定期健診で早期発見することで、
適切な時期に最小限の介入で最大限の効果が期待できるからです。

1．乳歯列期から混合歯列前期がメイン

　おうち矯正は0歳から始められます。矯正装置を使えない乳幼児にはむしろメインの指導となります。0〜3歳の時期は複雑なトレーニングが難しいため、遊びを用いたトレーニングなどで口腔筋機能の発達を促しますが、年齢を考慮して食育に力を入れます。

　機能障害や悪習癖は時間が経つにつれ習慣化しやすく、それに伴い形態も悪化している場合は、正しい機能に戻すことが難しくなります。これらは火事と同じで、「ぼや」のうちに消すことが被害を少なくします。定期健診を行っているかかりつけ歯科医が、低年齢から指導できる食育や悪習癖の改善、簡単なトレーニングなどを指導することで、正しい機能を回復して逸脱した発育を正常に戻すのです。

　混合歯列後期は思春期性の活発な成長発育を示し始める時期です。メカニカルな治療を主体とする治療が多くなり、歯槽性の不正咬合が形態的（骨格性）に移行して複雑化した病態は、専門医へ紹介する必要もあるため、早期の介入で複雑化を防ぎます。

　おうち矯正は、臨床的には口腔筋機能療法（MFT）などと同様に高齢者にも応用できるため、全年齢に指導が可能です。しかし、複雑なトレーニングが難しい低年齢の小児ではおうち矯正がメインの指導になるため、乳歯列や混合歯列前期にかかりつけ歯科医とのかかわりが多いと考えます（図1）。

2．かかりつけ歯科医が身近な医療であるために

　図2に示すの症例のように、混合歯列前期に拡大床装置を使用した（メカニカルな）矯正歯科治療で早期に正常な発育へと戻した例も多くありますが、本来はもっと早く介入すべきだったのです。

　図2や図3cの症例も上下顎の拡大床装置を用いましたが、複雑化する前に図3bの交叉咬合の始まりがあったはずです。初期の段階では簡単な治療で治ることも多いため、早期に介入することで治療期間や矯正装置の数も少なく済んだと考えます。実際、図3bは交叉咬合の発現直後におうち矯正でパナスティック（オーラルアカデミー）を指導しました。

　もっと根本から見直すと、図3aは保護者から「乳歯列で前歯が反対だった。永久歯もそうなりそうで心配」と相談されたことで、早期に介入（食育・低位舌のアプローチ）して予防できたため、矯正装置を使用せずに育成できました。

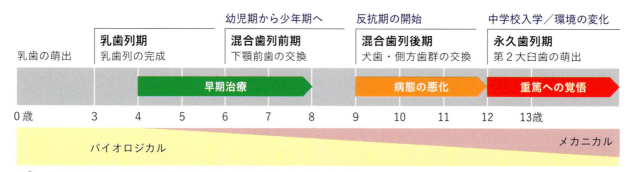

図❶　低年齢ではバイオロジカルな治療（おうち矯正）をメインとする

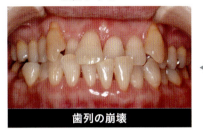
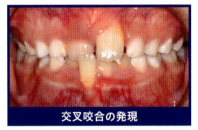
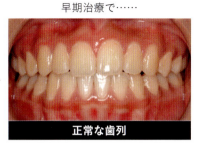

放置すると……　　　　　　　　　　　　　　　　　　　　　　　早期治療で……

歯列の崩壊　　　　交叉咬合の発現　　　　正常な歯列

図❷　中央の交叉咬合を放置すると、左のように歯列が崩壊することが予想されるため、早期に上下顎の拡大床装置を使用したメカニカルな治療の介入で、右のように正常な発育へと戻した

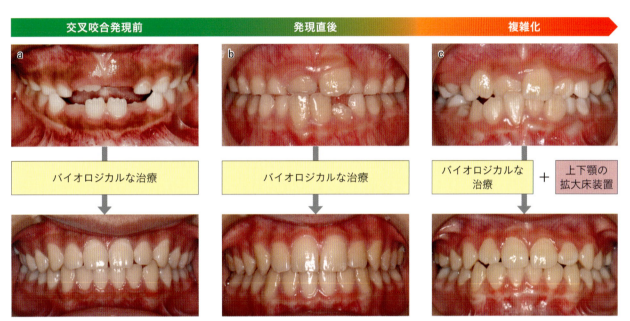

図❸ a〜c　前歯の交叉咬合を治療した3例の比較。介入の時期が早ければ最小限の治療で済むことも多い。cの病態も始めはaやbの状態であったと思われるが、aのほうがより介入が少なく済んでいる。悪くさせないように何をすべきかを考える必要がある

表❶　おうち矯正も年齢ごとに対応が異なる

月齢	時期	おうち矯正
0歳〜	授乳期	授乳のケア
5ヵ月〜	離乳食期	離乳食時の指導（姿勢、スプーン、咬断運動、コップ飲み）
9ヵ月〜3歳	乳歯萌出期	予防的おうち矯正（姿勢、鼻呼吸、食育指導）や反対咬合への指導を開始
3〜6歳	乳歯列期	指しゃぶりや口ポカン、反対咬合への低位舌のアプローチ、叢生や過蓋咬合、臼歯の交叉咬合やすれ違い咬合の早期発見および指導。定期的な口腔内写真撮影を開始
6〜9歳	混合歯列前期	前歯の萌出（下顎前歯のエスカレーター式交換、正中離開、前歯の幅径の計測、正中の一致、交叉咬合、発育葉など）の確認。反対咬合や叢生、過蓋咬合、開咬などの不正咬合に対応する。上顎骨が発達する時期のため、正常な育成へのアプローチ。7歳前後にパノラマX線写真を撮影し、過剰歯や先欠歯がないか確認する
9〜12歳	混合歯列後期	下顎骨が発達する時期のため、正常な育成へのアプローチ。10歳前後にパノラマX線写真を撮影し、犬歯（とくに上顎）の萌出異常や顎骨内の病変がないか確認する
12歳〜	永久歯列期	13歳前後にパノラマX線写真を撮影し、大臼歯などの萌出異常や顎骨内の病変がないか確認する

　保護者は矯正治療が身近な治療であることを望んでいます。保護者から相談される前に、われわれかかりつけ歯科医は「最小限の介入で最大限の効果を得る」ために、適切な介入の時期を逃さないように「異常の兆し」がないか、年齢ごとの特徴を踏まえてつねに観察を行うべきです（表1）。　［大河内］

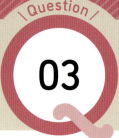

❶ おうち矯正とは

Question 03 小児の咬合育成におけるスタッフの役割をどのように教えればよいでしょうか？

A 咬合育成の過去と現在を比較し、未来の治療に繋げるために、患児と保護者、歯科医院全体で口腔内写真やパノラマX線写真などの資料を共有することが必要です。

　定期健診にて、小児の異常な兆しに対し「様子をみましょう」と言うことがあります。しかし、実際にスタッフを含む院内全体で資料を用いた経過観察は徹底されているでしょうか。

　資料とは「患児の写真」がメインです。

　口腔内写真や顔貌、姿勢、習癖の写真の他にも、X線写真（パノラマ・デンタル・セファロ）などがあります。まずスタッフに行ってもらうのは、口腔内写真と顔貌の撮影や、パノラマX線写真の基本的な読影です。

　過去と現在の写真が撮影されていれば、治っているかいないかについて、患児と保護者、スタッフも客観的に理解できます。写真がなく、カルテのみでは「どのように様子をみているのか」が伝わりません。

1．症例1

患児：7歳5ヵ月、男児
主訴：前歯の隙間が閉じるのか心配

　新人の歯科衛生士から「定期健診中の患児の保護者から前歯の隙間が気になると相談されたのですが、どう答えたらよいでしょうか」と相談されました。

　7歳5ヵ月の現在（図1a）でも確かに正中離開が認められますが、7ヵ月前である6歳10ヵ月（図1b）の過去と比較すると、あきらかに離開の改善がわかります。

　保護者に過去と現在の写真を比較して改善傾向にあることを説明すると、「すごくよくなっているのがわかって安心しました。そういえば去年も先生から自然に治るかもしれないと聞いていましたよね。いわれてみれば、去年はうどんを前歯の隙間から出して遊ぶ癖があり、何度も注意していたのですが、最近はうどんが出なくなったので本当に治っているのですね」と話されました。6歳10ヵ月時に正中離開の説明とおうち矯正の指導で食育を行っていたことや、去年のエピソードも思い出してくれました。その後もおうち矯正を実践してもらい、正中離開は自然治癒してきました（図1c）。

　当たり前のことですが、保護者は過去のことを忘れてしまいます。また、「写真を見せて保護者に説明できる」という臨床現場での経験こそが、スタッフの仕事への意欲を引き出すきっかけにもなります。

　そして、われわれはどうしても理想と比較しがちですが、重要なことは過去との比較です。新人歯科衛生士や保護者でも、過去と現在の写真を比較することでおうち矯正の指導により効果が出ているかどうかを判断でき、次の指導のステップに進めます。患児と保護者は「もっと頑張ろう」とおうち矯正に対してモチベーションが上がりますし、スタッフは「自分の指導が効いている」と咬合誘導に対しての効果を実感します。

2．症例2

患児：4歳8ヵ月、女児
主訴：指しゃぶり

　4歳8ヵ月の現在の口腔内写真（図2a）は開咬を呈しているため「指しゃぶりがまだ続いている」と錯覚しがちですが、7ヵ月前の4歳1ヵ月時の過去（図2b）と比較すると開咬は著しく改善しており、指しゃぶりをやめたと確信できました。

　その後、顎骨や歯列の歪みを改善させるために、新たなおうち矯正の指導にステップを進めます。過去の病態を把握していなければ、未来に繋がる正しい指導はできません。

〔症例1〕

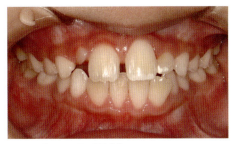 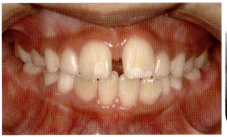 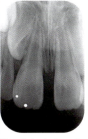

a：7歳5ヵ月（現在）　　　　　　　　　　b：6歳10ヵ月（過去）。過剰歯などの異常は認められなかった

図❶a、b　7歳5ヵ月、男児。正中離開。過去と現在の写真を比較しても、離開は改善傾向であった

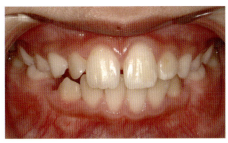

図❶c　8歳8ヵ月（未来）。おうち矯正を実践してもらい、正中離開は自然治癒してきた

〔症例2〕

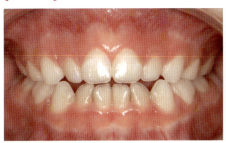 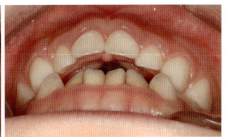

a：4歳8ヵ月（指導後：現在）

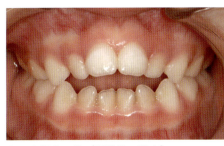 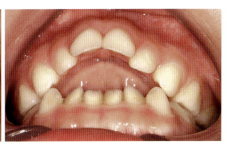

b：4歳1ヵ月（初診時：過去）

図❷a、b　4歳8ヵ月、女児。指しゃぶりによる開咬。過去と現在を比較すると、著しく改善している。この変化はカルテの記載のみではわからない

　　　　　　　　○

　行動心理学では、行ったことに対しての対価があるとその行動が持続しやすいという傾向がありますが、治療の対価とは金銭的なものではなく、結果が出て患児と保護者が喜び、われわれがその指導に対して感謝されることです。それらをスタッフと共有し、「咬合育成って面白い。これは私たちがやるべき仕事だ！」と仕事に対する意欲が引き出されます。

　そして、何よりも歯科医師自身が咬合育成への興味を示し、「患者さんの身近な医療」を行うために情熱をもって行動する必要があります。子は親を見て育つように、スタッフも歯科医師を見ています。主導する立場の歯科医師が手本となる姿を見せるべきであると考えます。

［大河内］

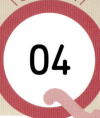

Q04 なぜパノラマX線写真はおうち矯正で必要なのですか？

A 予防的なおうち矯正は、正常な発育を目指す治療です。異常の兆しを早期発見するために、定期的なパノラマX線撮影が必要です。

1. 正常な発育を目指すために

おうち矯正は正常な発育を目指す治療ですが、顎骨内の異常を発見することもその一つと考えます。おうち矯正をしながら経過観察すべきか、それとも矯正装置を用いた処置が必要なのかを判断します。

矯正装置を用いていない小児のパノラマX線写真を撮影することは少ないと思います。ただ、撮影することで異常の早期発見（図1）や適切な時期での介入、異常の発現を見逃さないなどのメリットがあります。そのため、予防的な考えとして、おうち矯正では定期的にパノラマX線写真を撮影する必要があると考えます。

2. 何歳からパノラマX線写真を撮影するか

パノラマX線撮影は、目的によって撮影する年齢が変わります。必要であれば低年齢から行うこともありますが、あまり年齢が低いと十分に目的を果たせないことがあります。

筆者の場合、小学校1年生ごろに初めて撮影することが多いです。もちろん、この時期は個人差が大きいため、ある程度の目安です。具体的には、下顎中切歯と6歳臼歯が生えた混合歯列前期の初期ごろがそのタイミングと考えています。乳歯列期では、パノラマX線写真の撮影はほとんど行いません。その理由は2つあります。

1つ目は、年齢的にも撮影中に動かずじっとしていられないことが多いためです。また、パノラマX線撮影装置によっては身長が足りずに足台に乗ってもらうことがあり、これも撮影中の不安要素の1つです。小学校1年生になると足台がなくても撮影できる身長になり、術者の説明を理解し、動かずに撮影できるようになります。

2つ目の理由は、永久歯列の歯胚が不明瞭なことです（図2）。第2小臼歯と第2大臼歯は石灰化の開始は3歳ごろですが、歯冠の完成は6〜8歳ごろです。とくにパノラマX線写真上で第3大臼歯を除いたすべての歯胚が明瞭に確認できるのが、この歯冠完成の時期[1]になります（図3）。

筆者も以前はさまざまな年齢で撮影していましたが、前述の理由から、撮影しても目的が果たせないことも多く、不必要な検査を避けるために低年齢ではパノラマX線撮影を行わなくなりました。もちろん、目的によって乳歯列期でも撮影することがあります。パノラマX線撮影の目的を理解したうえで、その検査が本当にいま必要かどうかを精査して行うべきであると考えています。

3. パノラマX線撮影のタイミングや頻度は？

パノラマX線撮影のタイミングや頻度は、歯科医院の方針や病態によって異なりますが、当院では7歳以上であれば初診時に撮影します。その後、矯正装置を使用している小児は1年ごとに撮影し、おうち矯正のみの小児は最低でも7歳から3年おきに撮影するようにしています（表1）。ただし、この時期は口腔内の変化が多く、発達の個人差によって撮影頻度に±1年の誤差が出てきます。必要であれば毎年でも撮影すべきですし、必要でないなら撮影すべきではありません。

この時期に撮影をする理由は、入学など子どもの成長の節目であり、口腔内が変化しやすい時期でもあるためです。このタイミングは保護者の心理的抵抗感が少なく、受け入れてもらいやすいため、この時期を提案しています。

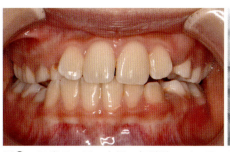
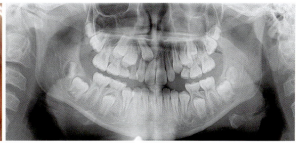

図❶ 10歳5ヵ月、女児。初診時にパノラマX線撮影をしたところ、萌出異常が認められた。保護者は「他院に小さいころから定期健診に通っていたのに、どうしてもっと早く異常を見つけてもらえなかったのでしょうか」と不満を漏らされた

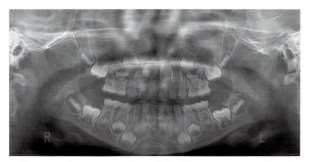

図❷a 6歳1ヵ月、男児。乳歯列期のパノラマX線写真。上顎第2小臼歯の歯胚が不明瞭

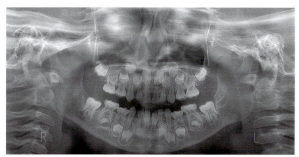

図❷b 5歳10ヵ月。第2小臼歯と第2大臼歯が歯胚の形成遅延か先天性欠如なのか判断できない

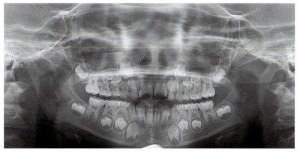

図❸ 7歳5ヵ月（小学1年生）。混合歯列初期のパノラマX線写真。歯胚を明瞭に確認できる

表❶ パノラマX線写真の撮影時期とおもな異常の有無の確認

時期	変化	おもな異常の有無の確認
7歳 （小学1年生）	下顎の永久歯の交換、第1大臼歯の萌出	過剰歯や先欠歯、第1大臼歯などの位置異常
10歳 （小学4年生）	犬歯の萌出	犬歯などの位置異常
13歳 （中学1年生）	12歳臼歯の萌出	第2大臼歯の位置異常、顎骨内の異常
16歳 （高校1年生）	永久歯列完成期	第3大臼歯の位置異常、顎骨内の異常

4．機会を与え、選択を尊重する

それでも、なかには撮影を拒否される場合もあります。パノラマX線撮影のメリットを十分に伝えたうえで患児と保護者が「撮影したくない」という選択をしたならば、それを尊重すべきだと考えます。

ただし、パノラマX線撮影をしないことで起こり得るリスクを、患児と保護者に説明する必要があります。パノラマX線写真はあくまで見えない部分の診査のために行うもので、「撮影しなければ見えない部分は診査できない」ことをはっきりと伝え、カルテにその旨を記録します。

われわれにとっては当たり前のことですが、患児と保護者は「先生たちは何でも見えている」と勘違いしていることがあります。記録を残しておくと、後に何か起こった際に説明していたことを証明でき、トラブルを未然に防げます。適切な時期に「このような検査ができます」という機会を与え、あとは患児と保護者の選択に任せるのがわれわれの努めです。これは、患児と保護者の機会喪失を防ぐための、大切なステップです。

世の中にはいろいろな考えの方がいます。

すべての診療に通じることですが、患児と保護者に適切な選択肢を与え、その選択を尊重したうえでわれわれは最善を尽くすというスタンスを取ることが、良好な関係を保つ方法だと考えます。［大河内］

【参考文献】
1）白川哲夫，飯沼光生，福本 敏（編）：小児歯科学 第5版．医歯薬出版，東京，2017．

❷ 乳歯萌出開始〜乳歯列期

Question 05 授乳期や離乳食期にアプローチを行いますか？

A 口腔育成の始まりの時期に、幅広い知識を得て「話題の引き出し」を増やし、患児と保護者に合わせたアプローチで正しい育成を見守ることが必要です。

1．授乳期（生後〜）

授乳期は口腔育成の始まりとして重要な時期ですが、母親がこの時期に歯科医院に授乳の相談に来ることは通常ありません。ただ、妊娠中や出産後の定期健診時に話す機会もあるため、ある程度の知識をもち合わせる必要があります。

授乳期のケアは、乳児と母親に合わせて継続的で時間をかけたプロフェッショナルな指導が必要な場合があります。授乳指導については、出産した病院や近隣の助産院、通院が難しければ往診に対応している助産院もあります。われわれかかりつけ歯科医は、妊産婦に相談された場合に必要な情報を伝えることが重要であると考えます。

2．離乳食期（5〜18ヵ月ごろ）

歯が生え始めるこの時期から、来院する患児が以前より増えてきます。摂食・嚥下形態が大きく変わるため、食育を開始するチャンスです。

歯科の食育は、「何を食べさせるか」よりも「どう食べさせるか」が重要です。この時期の食育のポイントを以下の4つとし、口唇の発達と正しい摂食・嚥下を獲得することを促します。

●離乳食期の食育のポイント（図1）

①食事をするときの姿勢

食事をするときは「足がつく椅子」に座らせましょう。足がつかない椅子は体幹が不安定になりがちです。座卓に子ども用の椅子や足台付きの子ども用の椅子（図2）など、食事中に体幹が安定する姿勢で食事を摂るように、低年齢から勧めています。

②口唇を使わせるように与える

離乳食初期は保護者が介助しますが、口腔周囲筋機能を発達させる食べさせ方が必要です（図3）。

まず、口唇にスプーンをチョンチョンと当てて刺激します。反射で口が開きますが、赤ちゃんが食べ物を目視して認識するまで介助者はスプーンを動かしません。

赤ちゃんが食べ物を認識すると、自分の意志でスプーンをくわえるように前のめりに動き、口唇閉鎖を行ってスプーンから食べ物を捕食します。その際、介助者はスプーンを口の奥に持っていくのではなく、できるだけ水平にして手前にゆっくりと引きます。水平に引くことで、上下の口唇閉鎖機能が高まります。

つまり、自分で体や唇を動かして食べる練習＝捕食をさせるのです。そのためには、体幹が安定する

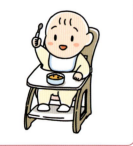
足がつく椅子

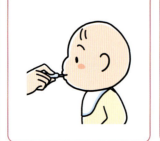
口唇を使わせる

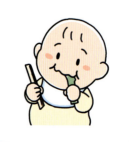
手づかみ食べ、かじる

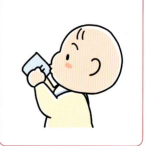
コップ飲み

図❶　離乳食期の食育のポイント

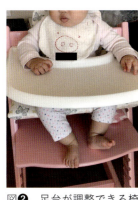

図❷ 足台が調整できる椅子、トリップ トラップ (STOKKE)

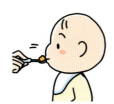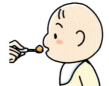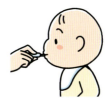

①口唇にスプーンをチョンチョンと当てて刺激する　②自分から動いてスプーンをくわえにきたら口に入れる　③スプーンをまっすぐ引いて口唇を使わせる　上唇にスプーンを押し付けながら引かない

図❸　口腔周囲筋機能を発達させる食べさせ方

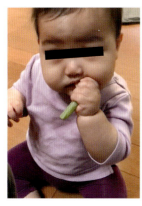

図❹　0歳8ヵ月。ブロッコリーの芯を茹でて持ちやすくカットした物を歯固め代わりにしゃぶっている

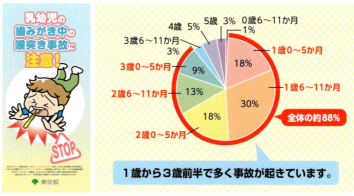

図❺　「乳幼児の歯みがき中の喉突き事故に注意！」リーフレット（参考文献[1]より転載）。歯磨き事故は3歳半までが全体の約88％を占めている

姿勢が大切なのです。

③手づかみで前歯を使える物を与える

4ヵ月ごろから自分の手や物を口に持っていって舐める行為で、咀嚼・嚥下の練習が始まります。歯固め専用のおもちゃも市販されていますが、離乳食時に歯固めとして食べられる物を与えるのも、咀嚼・嚥下の訓練になります。離乳食の進み具合や本人の発達の程度によりますが、アレルギーなどの安全性を確保したうえで、自分の手と歯・歯肉を使ってかじれる物を与えることを保護者に勧めます。

噛み切りにくい茹でたゴボウやブロッコリーの芯（図4）、出汁用の昆布などは誤嚥を防ぎ、時間をかけてしゃぶっていると甘味や旨味が出ておいしく感じるようです。さらに、離乳食が進んだら、パンの耳や干し芋、細巻きなどの手で握れる物も食べることができます。

④コップ飲み

ストローマグやスパウトマグ（飲み口が幅の広い乳首のような形のマグ）は、乳幼児にとって母乳の飲み方に近く、飲みやすいアイテムです。一方、コップ飲みは口唇をうまく使えないと飲めないため、できるだけコップで練習させると口唇機能の発達に関与し、成人型嚥下への移行をスムーズにします。ストローマグなどは、中身がこぼれないため保護者は楽なのですが、嚥下や口唇機能の発達の機会を奪うリスクがあるため、頻度や長期化に注意します。

また、歩き始めると自分で歯ブラシを持ちたがる傾向がありますが、このころから歯ブラシを持って転倒して口腔内を受傷する「歯ブラシ事故」が増加します（図5）[1]。東京消防庁管内では、平成27年から令和元年までの5年間で、197人が救急搬送され、東京消防庁ホームページでも歯ブラシ事故の注意喚起を行っています[2]。

このように、おうち矯正や定期健診などで活かせる「話題の引き出し」を多くもつことで、患児の健全な発育を見守ることも必要です。　[大河内]

【参考文献】
1) 東京都生活文化スポーツ局：「乳幼児の歯みがき中の喉突き事故に注意！」リーフレット. https://www.shouhiseikatu.metro.tokyo.lg.jp/anzen/kyougikai/h28/documents/28_leaflet_pr.pdf
2) 東京消防庁：乳幼児の歯みがき中の事故に注意！. https://www.tfd.metro.tokyo.lg.jp/lfe/nichijo/children_hamigaki.html　（参考文献のURLは12月2日最終アクセス）

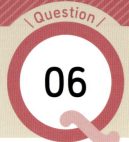

❷乳歯萌出開始〜乳歯列期

Q06 食育の指導はいつから・どのように始めればよいのでしょうか？

A 0歳児から食事を中心とした環境要因へのアプローチを行うことが可能です。

1．予防的なおうち矯正のメインは「食育」

不正咬合の原因は遺伝要因と環境要因といわれますが、おうち矯正はその環境要因にアプローチするものです。

不正咬合の初期段階を早期発見し、適切な時期に介入することで最小限の介入で最大限の効果を上げる「治療的なおうち矯正」がある一方で、悪い歯並びにならないように環境要因にアプローチする「予防的なおうち矯正」があります。おうち矯正の概念は、守りと攻めの2つの側面をもつともいえます。遺伝は変えられませんが、環境は改善できます。その予防的なおうち矯正として、すべての年齢に「姿勢」「鼻呼吸」「食事」を中心とした環境要因へのアプローチを行います。

低年齢の小児はトレーニング自体が難しいことも多いため、食事がトレーニングの時間であると意識させ、機能の発達を促すように指導します。

食事の時間に姿勢や鼻呼吸のアプローチもできるので、離乳食が始まった時期から食育の指導は可能です。まず足のつく椅子に座らせて姿勢を整えます。前歯を使ってかじれる物を与え、口腔周囲筋を活性化させて鼻呼吸を促す指導していきます。

2．TBIだけが予防ではない

乳臼歯が生えてくると食べられる物も増えてきますが、ちょうどこのころは「イヤイヤ期」と呼ばれる自我が芽生える時期でもあります。保護者から「歯磨きを嫌がるので押さえつけて毎回行っているのですが……」と相談されることもあります。この場合、感染の窓の説明やTBI、摂食指導を行いますが、糖分や脂質の多い食べ物より繊維質の多い物をよく噛んで食べると、歯の表面の汚れが自浄作用で落ちやすくなります。自浄作用のある天然の歯ブラシのような食べ物を選択することは、口腔筋機能の発達にもよい効果をもたらします。

保護者からの相談は、歯科的な食育のチャンスです。野生の動物は歯磨きをしませんが、なぜ人間が歯磨きをすべきかを根本的に見直して考えるべきです[1]。よく噛めるような物や繊維質の多い食べ物などでも工夫できることを保護者に伝えます。

3．食育は最も生理的で自然な訓練

食育をメインにすることには理由があります。大阪大学名誉教授の河村洋二郎先生は、生理学者の立場で「プラスチックの器械を口に入れて訓練し、そのトレーニング効果を期待するのであれば、毎日の3回の食事においてのよく咬むという行為がもっとも生理的に自然な訓練である」と『口と生活』[2]のなかで述べています。成人が1日に摂取する食物の量は約2.5kg強で、これは1年に換算すると約1tになります。これほどの量が10cmに満たない口腔から摂取されていると考えると、食事における口腔機能の働きの影響は見過ごせないものです。

トレーニングなどの機能訓練は、継続しなければ意味がありません。毎日訓練を3分間続けるよりも、1回30分の食事を1日3回、約90分の食事時間を機能訓練として有効に利用するほうが患児にとって続けやすく、時間効果も大きいことはあきらかです。

さらに、乳歯列期に永久歯列期の不正咬合を完全に予測することは困難ですが、「乳歯列期で前歯に叢生がある場合や歯間空隙が3mm以下の場合は、永久歯に叢生を生じると予測される」との報告もあります（図1）[3〜6]。このことから、乳歯列期においても食育で成長をサポートが必要であると考えます。

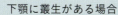

図❶ 乳歯列期の歯間空隙と永久切歯配列状態（参考文献3）より引用改変）

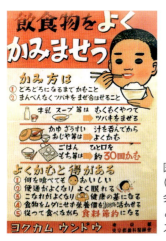

図❷ 昭和24年（東京都歯科医師会）の「よく噛むこと」を啓発するポスター

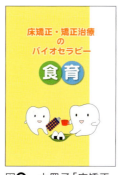

図❸ 小冊子「床矯正・矯正治療のバイオセラピー 食育」（オーラルアカデミー）

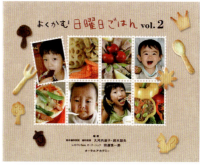

図❹ 『よくかむ日曜日ごはんvol.2』（オーラルアカデミー）

4．歯科の食育とは？

よく噛むことの必要性は昔から養生書に書かれていましたが、歯科界では昔から唱えられていたわけではありませんでした。しかし、日中戦争から太平洋戦争にかけて食料不足が進み、戦後の食料の節約と効率を完全なものにするために、この提言がなされてきました（図2）。

そして、近年になって食料不足とは違う観点からの提言、すなわち食育に関心が寄せられるようになりました。平成17年に内閣府食育推進室より「食育基本法」が公布され、日本歯科医師会も平成19年に「食育推進宣言」を行いました。食育に対する意識が高まるなかで、これからの歯科医師はどのような指導を行えばよいか、考える必要があります。

顎の発育不足は、叢生を発症する原因の1つです。顎をよりよく育成するためには、保護者の子どもに対する成長刺激の意識を高める必要があり、食生活での家庭内環境の向上、改善に注目すべきです。

岡崎好秀先生は著書『世界最強の歯科保健指導 上巻』1）のなかで、歯科の食育は「何を食べるか」よりも「どう食べるか」が必要と記しています。われわれは栄養学的な食育ではなく、「どのように歯を使い、筋肉を活性化させて食べるのか」を患児と保護者へ指導することに目を向けるべきです。

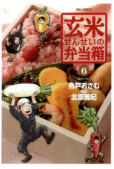
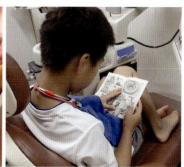

図❺ 左：『玄米せんせいの弁当箱』（小学館）。右：食育に関する漫画本などを診療室内で読めるようにしている

そして、歯科医院においてはより具体的な方法を冊子（図3）で伝えたり、待合室の本（図4、5）を工夫するなど、患児と保護者に多角的なアプローチを行って食育の継続をサポートします。［大河内］

【参考文献】
1）岡崎好秀：世界最強の歯科保健指導 上巻．クインテッセンス出版，東京，2017．
2）河村洋二郎：口と生活．口腔保健協会，東京，1994．
3）木本茂成：乳歯列期からの咬合誘導 形態と機能の調和を目指して．小児歯科学雑誌，48(1)：11-19, 2010．
4）Leighton BC: Serial models illustrating some spontaneous changes in the deciduous dentition. D Practitioner, 11: 109-112, 1960.
5）坂井正彦：永久切歯排列の研究 第1報：乳歯と乳歯列弓の大きさの間のdiscrepancyと歯間空隙がおよぼす影響について．小児歯科学雑誌，16：605, 1978．（抄）
6）難波みち子：乳歯列にみられる歯間空隙に関する研究 空隙量による乳歯列の形態的考察．小児歯科学雑誌，19(2)：256-275, 1981．

Question 07 具体的な食育とはどのようなものでしょうか？

❷乳歯萌出開始〜乳歯列期

A 具体的な食育は「何を食べるか」よりも「どう食べるか」です。
おうち矯正では食育を食事の環境と調理の工夫の2つの側面から指導します。

　ドイツの人類学者であるアイクシュテットは、文明が進化した結果、人が有する本来の環境に適応できない「自己家畜化現象」が社会に生じていると警鐘を鳴らしています。

　昭和40年代前半まで、多くの日本の食卓はテーブルではなくちゃぶ台で正座が主であり、食事内容も大家族が一緒に箸をつける大皿料理でした。飲み物を置くスペースもなく、食後にお茶を飲むという習慣でした。ファストフード（図1）の店も少なく、当時と現在を比較すると、われわれを取り巻く社会環境は大きく変わりました。食生活の変化は保護者だけの問題ではありません。顎顔面口腔育成にかかわるため、社会環境の変化のなかであっても、子どもたちの毎日の身近な問題として食生活と環境の改善を目指すことは、われわれかかりつけ歯科医の役割でもあります。

　おうち矯正では具体的な食育を栄養学ではなく、「食事の環境」と「調理の工夫」の2つの側面から指導していきます。

1. 食事の環境
1）食事中の姿勢

　食事中の姿勢はとても大切です。食卓の椅子は必ず足のつくもの（もしくは足置きを用意する）か、正座にしましょう。足がついていない状態では体幹が不安定になり、姿勢も悪くなります（図2）。顎や頭部がバランスをとろうとして偏位し、正しい位置での咀嚼を妨げるようになります。また、足をついて食事をしないと、咀嚼機能の低下やイライラなどの不快感を引き起こすとも報告されています[2]。

　多くの家庭はテレビを見ながら食事をすると思います。子どもたちの座る場所は定位置なので、テレビが左右に偏って置かれていると、毎日同じ方向に頭部を向けて咀嚼するため、偏咀嚼の原因となります。座る場所や環境にも注意が必要です（図3）。

2）飲み物は最初か最後に

　最近の子どもたちの特徴は、食事のときに水やお茶などの飲み物を食卓に置き、食べ物をしっかり噛まずに「流し食べ」をすることが多いようです。平成7年度の日本学校保健会の調査によると、食事時に飲み物を「よく飲む」と56%の小中学生が回答しました（図4）[3]。ただでさえ口当たりのよい食べ物が多いなか、このような状況では噛む回数が少なくなってしまいます。飲み物は、食事の最初か最後に出すように指導しましょう（図5）[4]。

3）食事時間に余裕をもたせる（口に入れる量を少なくし、「リス食べ」「ウシ食べ」を推奨）

　前歯を使ってかじる咬断運動や奥歯でしっかり臼磨運動を行うことは、顎顔面発育のサポートに必要

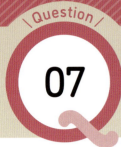

図❶　ファストフードと和食の咀嚼回数と時間の違い。同じカロリーでも咀嚼回数は和食のほうが約2倍多い（オーラルアカデミー「床矯正・矯正治療のバイオセラピー 食育」より転載）[1]

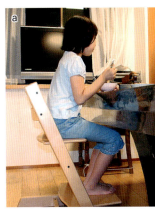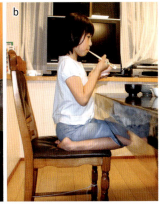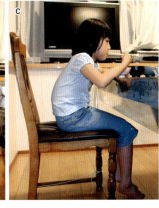

図❷ 食事中の姿勢。a、b：食卓の椅子は必ず足のつくもの（もしくは足置きを用意する）か、正座にする。c：足がついていない状態は避ける

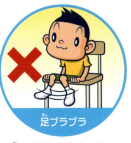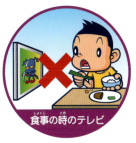

図❸ 悪習癖防止のリマインダーシール。オーラルアカデミーから販売されている

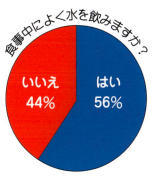

図❹ 小学生を対象とした調査「食事中によく水を飲みますか？」（オーラルアカデミー「床矯正・矯正治療のバイオセラピー 食育」より転載）[3]

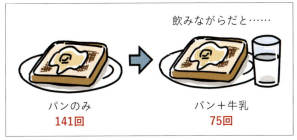

図❺a 飲みながら食べると噛む回数が減ってしまう（参考文献[4]より引用改変）

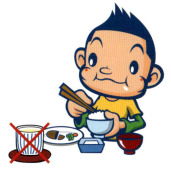

図❺b 飲み物は食事の最初か最後に出す（オーラルアカデミー「床矯正・矯正治療のバイオセラピー」より転載）

な指導ですが、口に入れる量が多ければ、よく噛まずに丸呑みしてしまうこともあります。

低年齢の場合は、口に入れる量の調節ができない場合があります。単に前歯を使ってかじればよいわけではありません。一口大を小さくしたり、小さなスプーンを使うことは、咀嚼回数の増加を促します。

咬断運動の回数を増やすために、「できるだけリス食べやウシ食べをしましょう」と指導することもあります。「リス食べ」とは、リスのように前歯を小さく動かしてかじることです。たとえば、じゃがりこ（カルビー）は子どもが好きなお菓子の1つですが、細長いお菓子を食べる際は、リスのようにできるだけ少しずつかじるように指導します。

一方「ウシ食べ」とは、牛のようにもぐもぐと奥歯で長く噛んで食べることです。動物の咀嚼をイメージさせると低年齢でも理解しやすく、保護者も忘れにくいため、家庭の食卓で取り入れやすいと考えます（図6）。

前歯を使って咬断運動を行い、奥歯でしっかり臼磨運動をさせる咀嚼運動は時間がかかります。通常でも小児の食事は時間がかかるものです。「さっさと食べなさい」と急かしてしまうと、一口大を大きくして、水分で流し込んで丸呑みするしかありません。そのような食べ方は消化にも悪く、咀嚼回数も低下します。そのため、食事の時間に余裕をもたせることも咀嚼運動を引き出すポイントの1つです。

2．調理の工夫

食育の話をすると、必ず保護者から「何を食べさ

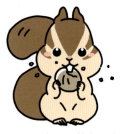
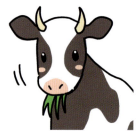
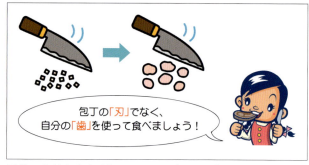

a：リス食べ。前歯で少しずつかじる

b：ウシ食べ。奥歯で何度もよく噛む

図❻ a、b　子どもがイメージしやすいように咀嚼様式を動物にたとえて説明する

図❼　食材を大きく切ることで、包丁の「刃」ではなく自分の「歯」を使うように促す（オーラルアカデミー「床矯正・矯正治療のバイオセラピー 食育」より転載）

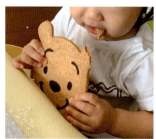
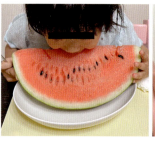
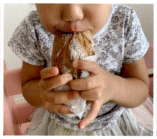
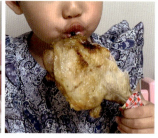

図❽　大きな食べ物は、前歯の咬断運動や臼歯の臼磨運動になる

せればよいですか？」と聞かれます。決まったものを毎日食べると食事のバリエーションが少なくなってしまうため、「何を」より「どう」食べるかを提案します。「調理の工夫」を指導することで、幅広いバリエーションをもつことができます。

それには、以下の4つの項目を押さえます

1）包丁を使う回数を減らす（大きく切る）

咀嚼の量や回数は、食べ物のテクスチャーに限らず、大きさや水分量によって決まります。同じ食材でも調理法や切り方などで変化します。肉はステーキやしゃぶしゃぶ、ハンバーグ、シチューなど、料理によって咀嚼量は変化します。

よく噛むには硬いものを食べるというイメージがありますが、実際に硬い物は小児では噛めないこともあります。保護者には硬い物でなくとも、前歯でかじれる物を与える必要があると初めに伝えます。

「お母さん、まずは手抜きをしましょう」と伝えると、保護者は「ギョッ」とします。育児指導で「手抜きをしろ」とは絶対に言われないからです。意外な言葉は保護者の記憶に残るため、わざとこのような言い方をしてみるのもテクニックの一つです。

実際に手抜きをするのではなく、保護者が包丁で切る回数を減らして食材を大きくすることで、多くの咀嚼運動を引き出すための説明の「つかみ」です。包丁の「刃」ではなく自分の「歯」を使うように促すのです（図7）。

たとえば、ふわふわの一口大の肉団子よりも骨付きチキンなどをかじらせることも、前歯の咬断運動や臼歯の臼磨運動です（図8）。カレーなら、ひき肉を使ったキーマカレーより、肉を大きく切ったチキンカレーなどがおすすめです。夏であれば、とうもろこしなども小児が好む食材です。とうもろこしは電子レンジで簡単に調理する方法があります（図9）。秋はりんごや梨などの果物を大きく切るだけでもよいと具体例を保護者に示すことで、食育の継続を促します。

2）食材を組み合わせる

食材の組み合わせによって咀嚼量も変化します。納豆にちりめんじゃこや高菜、たくあんを細かく刻んで加えたり、白米に雑穀を加えたり、炊き込みご飯にするなど、工夫することで咀嚼回数を増やし、かつバリエーションを広げられます。

3）水分量を減らす

「しっかり噛むことができる食事にしましょう」と保護者に指導をすると、必ずといってよいほど「スルメを食べさせるとよいでしょうか？」と聞か

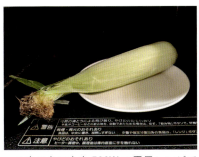 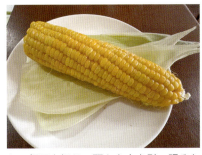 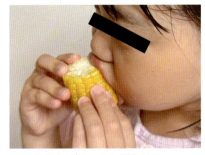

a：皮つきのまま500Wの電子レンジで5分加熱する　　b：根元を切り、頭から皮を引っ張ると一塊になって取れる　　c：大きめに切ってかじらせる

図❾ a〜c　とうもろこしを電子レンジで簡単に調理。旬の素材はそれだけでおいしく、環境にも保護者にも優しい。会話の合間に保護者にこのような「裏ワザ的な工夫」を提示すると、とても喜ばれる

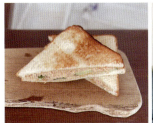 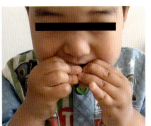 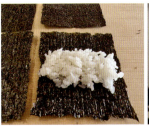 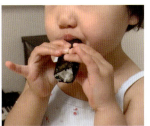

図❿　水分量を少なくする。トースターで焼いた耳付きの食パンで作ったサンドイッチは、顔全体を使って咀嚼が必要

図⓫　焼き海苔で巻く。市販の寿司海苔を四つ切りにすると食べやすい。高価格の海苔のほうが厚みがあって噛み切りにくいうえ、味がよいため調味料をほとんど必要とせず、味覚形成にもよい。韓国海苔や味のりはベタつくので推奨しない

れます。その際に「スルメが好きですか？」と聞くと、「いえ、食べません」と答える方がよくいます。好きであれば取り入れてもよいのですが、食べないものを無理やり食べさせることは食育の継続に繋がりません。そこで、「スルメを食べる際に噛む回数が多いのは水分量が少ないためです。食べ物の水分量を減らすように調理するとよいですね」と会話の流れを作り、調理の工夫へ繋げます。たとえば、サンドイッチならふわふわの食パンで作った物は咀嚼回数が130回でしたが、トースターで焼いた耳付きの食パンで作った物は260回に増加したとの報告[4]もあります（図10）。同じ食材を使っても、水分量を調整して調理すると、倍の咀嚼回数になります。

また前述のように、ある程度食材を限定してバリエーションに乏しくなっても、本人が好んで食べるのであれば推奨します。ある中学生の患者さんがビーフジャーキーを好んで食べたことで、歯列が改善した例もありました。保護者にも「スイートポテトより干し芋、菓子パンよりも焼いた食パンなど、水分量を減らしたものを選びましょう」と伝えます。

4）主食を工夫

このように調理の工夫を指導しても、実際にイメージしにくい場合や「毎回だと面倒くさそう……」と思っているような場合は、簡単なものから始めることを勧めます。

毎日食べる主食の白米は、お茶漬けにして食べるより、焼き海苔で巻くだけでも咀嚼回数の増加に繋がる調理になります（岡崎好秀先生よりご教示いただいた方法を保護者向けにアレンジして指導している：図11）。また、菓子パンよりソーセージなどを挟んだ惣菜パンにすることも、咀嚼回数を増やします。「それならできるかも」と保護者に思わせるような指導の仕方が重要です。

無理に行わせるのではなく、無理なく行ってもらうことで、身近で継続できる医療を目指します。

［大河内］

【参考文献】

1）柳沢幸江：育てようかむ力 そしゃくで健康づくり．少年写真新聞社，東京，2004．
2）佐橋喜志夫：えっ! ホント？ 足をついて食事をしないと噛めなくてイラつく 足底離脱によるガム咀嚼が咀嚼機能の低下と不快感を惹起する．小児歯科臨床，14(2)：71-74，2009．
3）全国小児歯科開業医会（JSPP）編集協力委員会（編）：歯科医院のフード・カウンセル 食環境の変化と食事指導．東京臨床出版，東京，2003．
4）岡崎好秀，堀部尊人：自然とよく噛む癖がつく簡単調理テクニック．歯科衛生士（綴じ込み付録），クインテッセンス出版，2018．

❷ 乳歯萌出開始〜乳歯列期

Question 08 お口ポカンの低年齢の小児にはどのようなアプローチができますか？

A 口がポカンと開いている低年齢の小児には、簡単なトレーニングや遊びを用いたトレーニングで対応します。

　低年齢の小児の保護者から「口がポカンと開いていて気になる」と相談されることがあります（図1）。その場合は、耳鼻科系疾患に対するアプローチと口腔筋機能へのアプローチの両方が必要です。

1．耳鼻科系に対するアプローチ

　鼻気道に障害が起きると、口唇を閉鎖できずに低位舌や口呼吸になり、習慣化することもあります。花粉症などのアレルギー疾患が原因で引き起こされる口呼吸の場合は、耳鼻咽喉科への通院を勧めます。また、扁桃の肥大は免疫が発達していない幼少期に細菌などに感染すると多く認められますが、アデノイド（咽頭扁桃）は5歳、口蓋扁桃（図2）は6歳をピークに生理的に肥大し、年齢とともに縮小するといわれています（図3）[1]。食べ物が飲みにくい、いびきがひどいなど、生活に支障が出ている病的肥大も耳鼻咽喉科への受診を勧めます。

　ただし、耳鼻科系疾患が原因だとしても、おうち矯正では経過観察とするのではなく、積極的なアプローチを行うことが必要だと考えます。低年齢でも「あいうべ体操」[2]のアプローチができます（図4）。あいうべ体操後のサーモグラフィー検査では、頭頸部が広範囲かつ長時間にわたり、血流増加による皮膚表面温度の上昇が認められました（図5）。

　そのほかに、鼻が通りやすいツボを押すなど、簡単にできるものもあります（図6）。

　どちらも習慣化させるために入浴時に行うよう指導し、患児が継続しやすい方法を指導します。定期的に行うことで、鼻呼吸を促す効果を期待します。

2．口腔筋機能のトレーニング

　低年齢では複雑な口腔周囲筋機能のトレーニングが難しい場合があります。そこで、遊びを用いたトレーニングを指導します。

　吹きゴマや吹き戻し、風船、お風呂での水飛ばしなどは、口腔周囲筋を鍛えるトレーニングになります（図7〜11）。低年齢では吹くと音が出る玩具に夢中になって遊ぶことも多いのですが、その反面飽きやすく、遊びのバリエーションを増やして継続できるように指導します。また、この時期の食育は重要な筋機能訓練の1つであるため、指導と並行して行いましょう。

［大河内］

【参考文献】
1）切替一郎（原著），他：新耳鼻咽喉科学　改訂11版．南山堂，東京，2013：442．
2）今井一彰：自律神経を整えて病気を治す！口の体操「あいうべ」．マキノ出版，東京，2015．

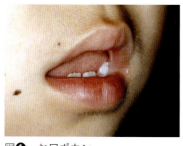

図❶　お口ポカン

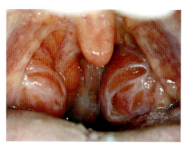

図❷　口蓋扁桃肥大

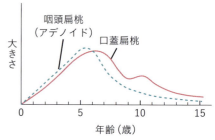

図❸　アデノイド・口蓋扁桃の生理的肥大
（参考文献[1]より引用）

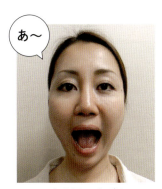 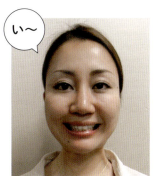 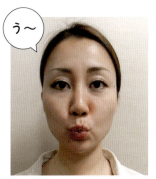 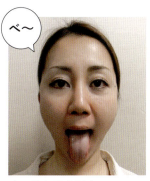

a：口を上下に広げる　　b：横に広げる　　c：唇を突き出す　　d：舌を突き出す

図❹ a〜d　あいうべ体操（オーラルアカデミー「床矯正治療のチェアサイド資料」より引用改変）

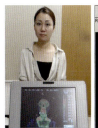 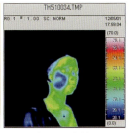 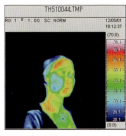 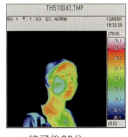 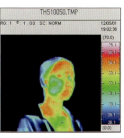

a：あいうべ体操を30回行った直後　　b：終了後10分　　c：終了後30分　　d：終了後60分

図❺ a〜d　成人女性のサーモグラフィーによる皮膚表面温度の経時的変化（オーラルアカデミー「床矯正治療のチェアサイド資料」より引用改変）

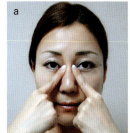 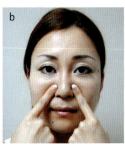 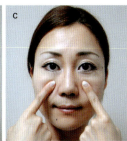

図❻　鼻づまりを治すツボマッサージ。a：目頭の「晴明」、b：鼻の脇の「迎香」、c：眼窩下縁の「四白」。それぞれのツボを20秒ずつ軽く押して刺激を与える。マッサージの前にホットタオルで鼻を温めたり、入浴中に行うとさらに効果が上がる（オーラルアカデミー「床矯正治療のチェアサイド資料」より引用改変）

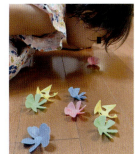 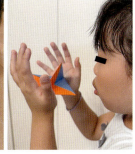 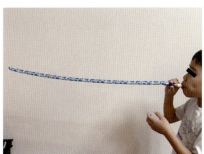 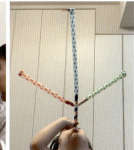

図❼　吹きゴマ（左：既製品、右：折り紙）。「吹きゴマ・折り紙」と検索すると、簡単なものから難しいものまで、吹きゴマの作り方を動画で見ることができる

図❽　吹き戻し。長いものや特殊な形はとくに子どもが喜ぶ

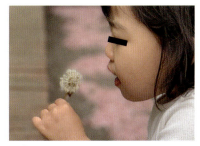 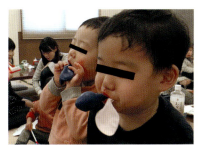 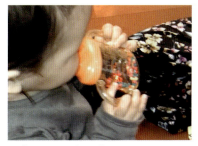

図❾　たんぽぽの綿毛を飛ばす遊び　　図❿　風船の練習　　図⓫　吹くと音が鳴る玩具

❷乳歯萌出開始〜乳歯列期

Question 09 指しゃぶりへの対応は？

A: 2歳までは生理的なものと考え、3歳でやめられるようにサポートするためには、具体的な指導法を理解する必要があります。

指しゃぶりを指導する場合、どのように説明しているでしょうか。

患児には「お兄さん（お姉さん）になったらやめようね」、保護者には「できるだけ早くやめさせるように言い聞かせてください」と説明しがちです。しかし、「なかなか効果が出ない」とスタッフから相談されることがあります。

なぜ、効果が出ないのでしょうか。

それは、説明が曖昧であると考えられます。指導の具体的な目標や理由を説明すると、保護者の理解度が上がり、結果的に小児と保護者の協力を得やすくなって指導が成功します。

指しゃぶりへの指導は、おうち矯正を始めとする口腔筋機能療法（MFT）のなかでも比較的初心者向けです。ポイントを押さえて指導すると成功率は高く、口腔内も劇的に変化します。その結果、小児と保護者から感謝され、スタッフのモチベーションも上がります。「MFTの何から始めればよいのか？」と悩んでいる場合は、指しゃぶりの指導から始めるとよいでしょう。

「開咬が気になる」を主訴に初診で来院した小学生の患児の保護者に問診したところ、最近まで指しゃぶりの既往がありました。指しゃぶりから舌癖が誘発された可能性を説明すると、「指しゃぶりが原因だとわかっていたらもっと早くやめさせたのに。なぜ以前診てくれた先生はそのように説明してくれなかったのでしょうか？」と言われました。

このようなことを何度か経験したため、筆者自身も低年齢の定期健診時に悪習癖を注意するようになりました。

指しゃぶりには、以下のような指導が必要です。

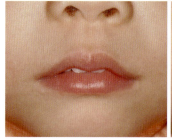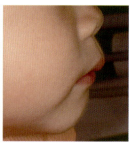

図❶ 指しゃぶりをしている患児の顔貌。左：正面観、右：側面観

1. 何を見るのか？

まず、患児の顔を見ます。「口腔内を見る前に、顔貌に目を向けてその口腔内を想像する」。この必要性を、筆者は鈴木設矢先生および田中康雅先生から教わりました。

指しゃぶりで咬合に影響を及ぼしている患児の顔貌は特徴的です。図1のように上口唇が突出し、横から見ると口唇がクチバシのように尖って見えます。口唇から上顎前歯が見えることも多いです。2〜5歳ごろの患児は、診療室に入ってきたときにまず顔貌をチェックします。

次に、図1のような顔貌を認めた場合は指しゃぶりを疑い、指をチェックします。すると、たいていの患児に「吸いダコ」が見つかります。図2、3のように右手の親指部分に最も多く見られ、2本指や左右交互に行うなどさまざまなバリエーションがあるため、すべての指をチェックします。指に吸いダコが認められない場合は、タオルを噛んだり下口唇を噛むなどの他の悪習癖の可能性を疑います。

続いて、口腔内を観察します（図4）。

正面からはわかりにくくとも、斜め下から煽るように覗き込む「あおり」の角度から見ると、下顎前

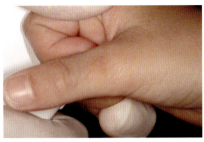
図❷　指の吸いダコの位置

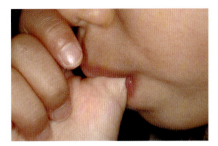
図❸　指しゃぶりをしている状態

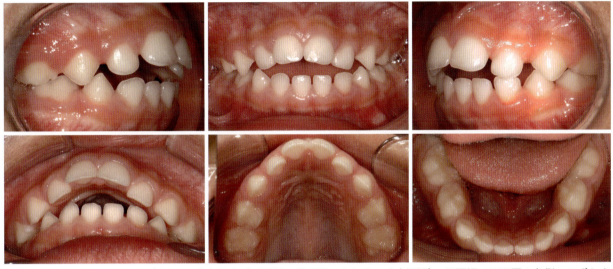
図❹　指しゃぶりをしている患児の口腔内写真（正面観、側面観、あおり、咬合面観）。正面観では下顎の左側へのずれを認め、あおり写真では上顎前歯の左側より右側が突出している。右親指を右側に押し付けることで生じた、左右にかかる圧力の差も確認する

歯が舌側に傾斜していることがあります。上顎前歯が唇側に傾斜している場合は、外部から何かが前歯の間に入り込んでいると疑います。

患児を観察した後には、各種写真撮影を行います。ただし、この時期の写真撮影は協力を得るのが難しいこともあるため、本人の負担にならない範囲内で撮影するようにします。

各種写真撮影のポイントを以下に挙げます。
- 口腔内写真：正面観、側面観、咬合面観、あおり
- 顔貌：正面観、側面観
- その他：吸いダコの位置、指しゃぶりをしている状態など

吸いダコの位置や指しゃぶりをしている状態を撮影して記録する理由は、指の圧力が前歯突出および下顎前歯の傾斜の程度と左右対称性、口蓋骨の変形の有無、上顎歯列の狭窄の程度、顎の偏位の有無、顔貌などにどこまで影響しているかを確認するためです（図5）。

また、顔貌の変化は患児のモチベーションを上げるために重要です。筆者は3ヵ月ごとの定期健診でその変化を見ていますが、保護者によっては「先生に指導してもらってすぐに指しゃぶりをやめられて顔が変わりました。10日くらいで別人のようになって驚きました」と報告されるケースもありました。10日で口腔内や顔貌が変わったかどうかは不明ですが、保護者にとって、それほど急激な改善を実感したということがわかります。

口腔機能発達不全症に対する指導が保険で算定できるようになりましたが、日本歯科医学会の「口腔機能発達不全症に関する基本的な考え方」（令和2年3月発行）のなかでも、「口腔機能発達が改善されると口腔周囲筋の発達が促され明らかな顔貌の変化が確認でき、写真は動機付けにもつながる。初回時少なくとも3ヶ月毎には顔貌・口腔周囲の写真撮影を行う」としています[1]。

顔貌を記録しておくと診断のみならず、小児や保護者とともにその変化を確認するときに役立つため、治療の効果へと繋がると考えます（図6）。

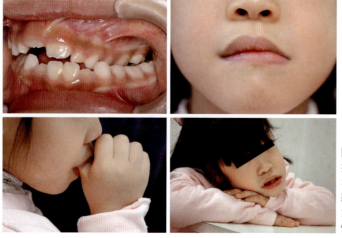

図❺ 口腔内写真や顔貌、指しゃぶりをしている状態などを撮影し、顎偏位や顔貌への影響を確認する。また、指しゃぶり以外の悪習慣がないか確認する

〔症例1〕

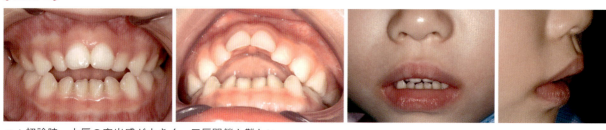

a：初診時。上唇の突出感が大きく、口唇閉鎖も難しい

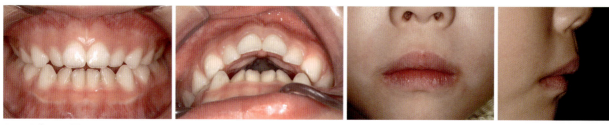

b：4歳5ヵ月

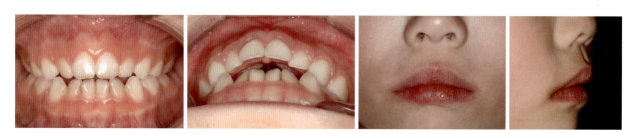

c：4歳8ヵ月。咬合の改善とともに上口唇の突出感が少なくなり、自然な口唇閉鎖ができるようになった
図❻ a〜c　4歳1ヵ月、女児。指しゃぶり改善前後の口腔内と顔貌の変化

2．何歳からやめさせるさせるべき？　何歳までにやめさせるべき？

　指しゃぶりをしているすべての患児に、「歯並びに影響があるのですぐにやめましょう」と言うのはとても乱暴な指導であると感じます。

　そもそも指しゃぶりは生理的なもので、赤ちゃんが哺乳するための練習として、胎生期よりみられるといわれる現象です。ただし、その生理的なものが何歳まで許容できるのかを知る必要があります。

　日本小児歯科学会のホームページでは「指しゃぶりについては3歳頃までは、特に禁止する必要がないものであることを保護者に話すようにすることが大切です。それと同時に保護者は子どもの生活のリズムを整え、外遊びや運動をさせてエネルギーを十分に発散させたり、手や口を使う機会を増やすようにします。スキンシップを図るために、例えば寝つ

くまでの間、子どもの手を握ったり、絵本を読んであげたりして、子どもを安心させるようにします。4歳以降も頻繁な指しゃぶりが続く場合は小児科医、小児歯科医および臨床心理士の連携による積極的対応が必要です」[2]と記しています。

3歳は幼稚園の年少の時期です。幼稚園に入園するころになると社会性を身につけ、「○○だからダメ」というような論理的なことも理解できるようになり、心の大きな発達がみられる時期です。乳歯列の咬合は3歳で完成し、早期に指しゃぶりをやめた場合は、臨床的に開咬の劇的な改善が多く認められます。そのため、保護者には「3歳の間に治しましょう」と説明しています。もちろん、4歳以降に指しゃぶりをやめても改善することはあります。しかし、やめる時期が遅れるほど改善に時間がかかり、ある程度改善しても開咬が残ったり舌癖に移行してしまい、治療へのアプローチが複雑化するリスクがあります。4歳までにやめられるように、3歳の間に積極的にアプローチしていきます。

3．やめてからの指導が重要

指しゃぶりの指導に効果があれば、次の定期健診で劇的に開咬が改善されることがほとんどです。保護者からも「いくら私が言ってもやめなかったのに、前回指導してもらえてすぐにやめることができた。もっと早く相談すればよかった」と感謝されることも多いです。

ただ、筆者は指しゃぶりをやめてからの指導が非常に重要であると感じています。指しゃぶりをやめられて劇的に開咬が改善されたように見えますが、完全に正しい成長には戻っていないと考えます。

小児の骨はその成長特性から、ちょっとした外力で変形します。上顎の口蓋には切歯骨や切歯縫合（図7）と呼ばれる前歯の骨があるため、指しゃぶりの時間や圧力の程度で、前方への骨の変形や歪みが生じている可能性もあります。また、指しゃぶりの吸啜行為で上顎歯列の狭窄が生じている可能性もあります。指しゃぶりなどの悪習癖をやめても上顎前歯部が完全に咬合しておらず、中切歯の前突がわずかに残っているV字歯列が見られることがその理由です。ここから上顎の側方への成長を促してU字歯列に戻し、永久前歯部の正常な交換へ導くことが

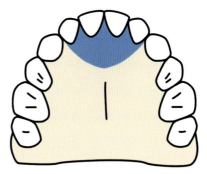

図❼　切歯骨、切歯縫合（青部分）

重要となります。それには、指しゃぶりをやめた後のおうち矯正の指導が必要です。あいうべ体操などの舌のアプローチで口蓋の側方圧の強化を図り、咀嚼運動を促す食育で刺激を与えて歯列の育成を促します。

つまり、過去の「指しゃぶり」、現在の「改善」、その延長上の未来の「永久歯の正しい萌出」、この一連の流れを見据えてアプローチします。さらに口腔内写真を撮影することで、「未来に向かって何をすべきか」が判断しやすくなります（図8）。

4．やめさせるにはどのように指導すればよいのか

「わかっちゃいるけどやめられない」と言われるように、大人でも「悪い癖をやめる」ことは簡単ではありません。

指しゃぶりをやめさせるための指導にはいろいろな方法があります。どの方法がマッチするのかは実際に行ってみないとわからないことも多いので、小児や保護者の個性を踏まえ、多角的なアプローチを心がけます。指導法に関しても、保護者に対しては「目線をそらす」、本人に対しては「目線を合わせる」ように説明します。

1）目線をそらす指導

目線をそらすには、他の癖に移行させたり、他のものに興味を移します。意識しすぎるとかえって脳が意識してしまい、その行為に吸い寄せられてしまうので、「ダメなものから発育に影響を与えないもの」に目を向けさせる行動変容法の一種です。

すなわち、指しゃぶりという行為を意識するのではなく、「耳たぶを触る」「ガーゼのような肌触りのよいタオルを持つ」「ふわふわのぬいぐるみに触れる」「一緒に寝る保護者が手を握る」など、心地よ

〔症例2〕

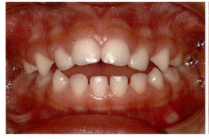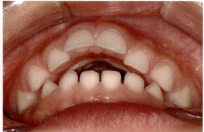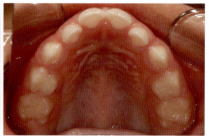

a：初診時

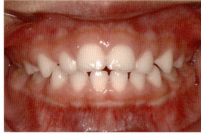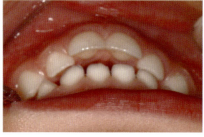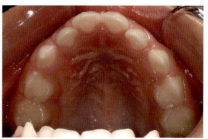

b：初診から3ヵ月。劇的に開咬は改善されているが、上顎のV字歯列が認められ、前歯部が完全に咬合していない。ここからおうち矯正の食育指導で狭窄した歯列の育成が重要となる
図❽a、b　4歳3ヵ月、男児。指しゃぶりをやめてから3ヵ月で開咬が改善

い皮膚感覚のものに癖を移行させると、意識をそらすことができます（図9）。

なお、指に唐辛子を塗ったり、指人形や指しゃぶり防止用のマニキュア、絆創膏、指しゃぶりの本なども有効とされ、筆者も選択肢の1つとして説明しています（図10）。ただし、これらは使い方によって小児のストレスが増大し、他で発散させようとする場合もあるため、指導には十分な注意が必要です。何らかの不安感や寂しさなどの心理面から指しゃぶりを行っている場合は、不安感を緩和させる癖に移行させる指導法のほうが本人の負担が少なく、安全であると筆者は考えます。

ただ、どの方法が本人にとって有効なのかは千差万別です。そのため、保護者にはいろいろな方法を試してみることを勧めています。

2）目線を合わせる指導

一方、目線を合わせる指導とは、文字どおり「子どもの目をしっかりと見て、こちらの本気度をわかってもらう」ことです。

筆者は過去に、指しゃぶりの指導をうまくできずに小児の口腔内が悪化していった悲しい経験があります。もちろん、矯正装置を使えば治すことはできますが、金銭的な理由などから矯正歯科治療を希望

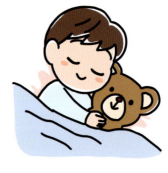

図❾　ぬいぐるみなど、他の皮膚感覚を刺激する癖に移行させる

しない家庭もあります。そうした経験から、指しゃぶりの指導は本気度が違います。

本気度といっても、怖い顔をして叱るような指導では治療は成功しません。ポイントは「顔は笑って目は本気」です。本当に治ってほしいと願い、そのために一緒に頑張りたいという気持ちを、小児と保護者に「言葉と目」で伝えるのです。3歳以上の小児は指しゃぶりの話を始めると、必ず目線を逸らします。してはいけないことをしている自覚はあるので、「先生の目を見て、お話ししてもらえる？　指しゃぶりは指もかわいそうだし、歯もかわいそうだからやめてあげてくれるかな？」とお願いするのです。この時期の小児は第三者の言葉を意外と聞いているため、保護者が言うよりも効果が期待できます。

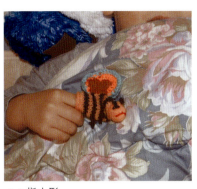
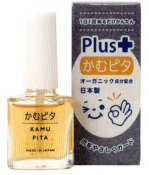
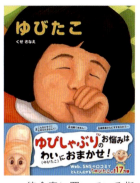

a：指人形　　b：市販の指しゃぶり防止用のマニキュア。かむピタ プラス（シンセリティーコスメ）　　c：待合室に置いている指しゃぶりの本。『ゆびたこ』（ポプラ社）

図❿ a〜c　指しゃぶりをやめさせるためのさまざまな方法

● 褒めポイントを探す

この指導を始めると、何より横で見ている保護者が喜んでいることが伝わってきます。保護者（とくに母親）は、指しゃぶりをやめさせようといろいろ努力して相談にくることが多いので、それを「お母さん、もっと頑張って」などと「努力していない」「責められている」と感じるような指導を受けると非常に傷つきます。「散々努力してもうまくいかないから相談に来たのに、これ以上どうすればよいのでしょうか」と言われることもあります。小児の悪習癖の指導に母親のストレスは大敵なので、いかにストレスを緩和させるのかがポイントです。

「先生が私を責めずに、本人に向き合ってくれた」と保護者に感じさせる指導は、読者のみなさんが思うより信頼度や安心感が急上昇すると感じます。1回の指導でうまくいけば、その後のおうち矯正へのモチベーションも上がります。

そして、少しでも「指しゃぶりの時間が減った」「頻度が減った」と報告があった場合は大袈裟に褒め、本人のモチベーションを上げます。歯科医院に行って厳しく指導される経験が多いなか、「褒められる経験」は貴重なものだと考えます。ほんの些細な褒めポイントを探して褒めまくることも必要です。子どもの成長を一緒に喜んでくれる歯科医院には、本人も保護者も通いたくなるのは当然でしょう。このように、指しゃぶりの指導は貴重な機会を得るチャンスでもあります。

● プランBを用意しておく

ただし、指導を何回続けても改善がみられない場合は、本人と保護者を追い詰めないように、矯正装置を使用するプランBの治療法を提示します。「十分に努力したけれど他の方法もある」ことを伝え、逃げ道を与えるのも治療を成功に導く方法であると考えます（第2章Q02参照）。

鈴木設矢先生は「歯なんかどうでもよい。治したいのは顔なんだ」と語ることがあります。もちろん、歯がどうでもよいわけではないのですが、本人や保護者のモチベーションを上げるため、わざとそのような言い方をするのです。われわれ臨床医はどうしても口腔内だけに目が行きがちです。しかし、指しゃぶりという日常的に遭遇する悪習癖を指導すると、口腔内の変化だけではなく、顔貌の変化が感じられます。

診療室へ患児が入ってきた瞬間に、姿勢や顔貌、保護者の顔貌を見て口腔内を想像します。その後に口腔内を確認し、想像とすり合わせます。先輩方から教わったこの方法は、スタッフを含め自分自身も、患児の全身から口腔内を診る訓練になります。そして、「いいかお」に育てるためには何ができるのか、考え続けるわれわれ自身のモチベーションへと繋がると考えます。

［大河内］

【参考文献】
1）日本歯科医学会：口腔機能発達不全症に関する基本的な考え方．https://www.jads.jp/assets/pdf/basic/r06/document-240402-2.pdf
2）日本小児歯科学会：こどもたちの口と歯の質問箱．https://www.jspd.or.jp/question/until_school/

（参考文献のURLは2024年12月2日最終アクセス）

❷乳歯萌出開始～乳歯列期

Question 10 乳歯の癒合歯はどのような説明をすればよいですか？

A 永久歯の先天性欠如が50％の確率で発生するため、その時期に精査すると説明することが、保護者の安心へと繋がります。

　乳歯の癒合歯は発生率が1～5％と乳歯の先天性欠如（1％程度）より高いため、1歳半検診で指摘を受けて相談に来る保護者を、臨床では多く見かけます。

　癒合歯の場合、1．癒合部分のケア、2．永久歯の先天性欠如の可能性、3．保護者の心のケア、の3つを説明します。

1．癒合部分のケア

　癒合部分の溝は磨きにくくてう蝕になりやすいため、その部分に有効な磨き方を指導します。また、必要に応じて癒合部分にシーラントなどの処置を行うこともあります。

2．永久歯の先天性欠如の可能性

　将来的に永久歯の先天性欠如が約50％の確率で発生する[1]ことを伝えます。1歳半検診後の低年齢の時期には撮影しても不明確なため、デンタル・パノラマX線写真を撮ることはありません。個人差はありますが、小学1年生（7歳）ごろになると、第3大臼歯を除くすべての永久歯の歯胚がはっきり見えてきます（図1）。この時期に、他の先天性欠如の確認も含めてパノラマX線写真で精査することを保護者に伝えています。このように精査する「時期」とその「理由」を伝えるだけでも、保護者の不安は軽減されます。

3．保護者の心のケア

　保護者は永久歯の生え変わりに影響が出るかを心配します。癒合歯は下顎の前歯に多く認められますが、下顎の1歯欠損であれば、隣在歯が寄ってきて並ぶ場合も多いため、そのような症例を用意してみせることもあります（図2）。もちろん、場合によっては矯正装置を使った矯正歯科治療を行う可能性を

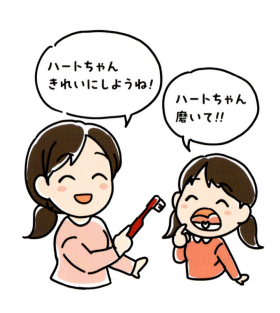

説明しますが、まずはおうち矯正の食育で自然に咬合育成できるように伝えます。

　また、ある保護者から教わったことがあります。「癒合歯は異常」と患児本人に伝えてネガティブな気持ちにさせたくないので、癒合歯を「ハートちゃん」と名づけ、特別な歯なのでよく磨くように話していたそうです。筆者はこの話を聞いて軽いショックを受けました。われわれ臨床医は形態異常であることを伝えなければならないのですが、ポジティブな思考で自分の身体と向き合えるようなケアをすることも必要なのではないかと考えさせられました。そのため、いまでは癒合歯のことで落ち込みそうになっている保護者には、「ハートちゃんが生え変わるまで可愛がってあげてください」と、前向きな気持ちになれる声かけを心がけています。　［大河内］

【参考文献】
1）白川哲夫，飯沼光生，福本　敏（編）：小児歯科学 第5版．医歯薬出版，東京，2017．

〔症例1〕

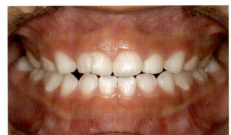

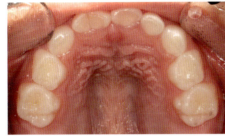
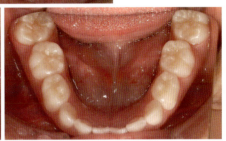

図❶a　6歳6ヵ月、男児。B A|の癒合歯

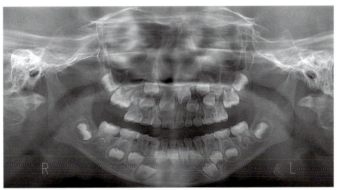

図❶b　パノラマX線写真で確認すると、|2の先天性欠如が認められた。|1の萌出も遅いため、注意深く経過観察が必要である。また、下顎に比べて上顎の成長が遅く上顎の劣成長の傾向があるため、食育をメインとしたおうち矯正の指導が必要である

〔症例2〕

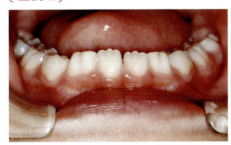
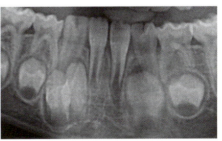

図❷a　6歳8ヵ月、女児。C B|B Cが癒合していた。パノラマX線写真上では|2の先天性欠如が認められたため、おうち矯正の指導および咬合誘導を行った

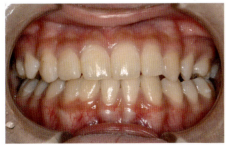
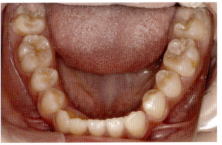

図❷b　14歳5ヵ月。3 2|も癒合していたが、隣在歯が寄ってきて並んだ

❷ 乳歯萌出開始〜乳歯列期

Question 11 上唇小帯や舌小帯はどのように対応すべきでしょうか？

A 年齢や程度によって対応の仕方が変わりますが、まずは舌小帯を伸展させる訓練が必要です。

1．上唇小帯について

出生児の上唇小帯は、切歯乳頭付近に付着しているのが正常です。その後、歯槽骨の成長や乳歯の萌出などにより、年齢が上がるにつれて上方へ移動し、幅が小さくなります[1]。

とくにA|Aが萌出したころの上唇小帯は付着位置が切歯乳頭に近いため、生理的なものにもかかわらず、一般の方には異常に見えてしまうことがあります。0歳児を連れて「上の歯ぐきのスジが変なので相談したい」と来院した保護者もいます。保護者には、この時期の小帯はこれから変化することを伝え、経過をみながら上唇小帯部分のプラークコントロールを行う重要性などを説明していきます（図1）。

乳歯列期から永久歯列期における上唇小帯の付着位置を観察した文献によると、上唇小帯の切除術は低年齢での施行は避け、障害の程度を診査して9歳以降まで経過観察し、その後切除するかどうかを診断すべきであるとしています[2〜4]。つまり、正常か異常かを乳幼児期で判断するのは難しいため、上唇小帯切除を行う時期を慎重に見極めるべきだと考えます。ブランチテストや口腔内写真撮影を継続しながら、上唇小帯切除の必要性を検討していきます（図2）。

2．舌小帯について

舌小帯は強直される形で異常が現れることが多く、舌の前後運動の制限がみられるケースもあります。舌小帯は成長とともに伸展しやすくなるので、ほとんどの場合は経過観察とします。しかし、障害が著しい場合は舌小帯切除術を行うこともあります。

舌小帯切除術をいつ行うかについては臨床家の間でも意見が分かれますが、筆者は手術を検討する前

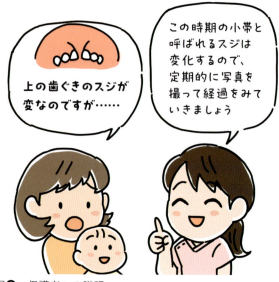

図❶ 保護者への説明

に、まずおうち矯正の舌小帯を伸ばすトレーニングを行います。舌尖がスポットに付く開口量が、最大開口量の半分以上になることを目指します。トレーニングによって舌小帯の伸展が認められることもあります[6]。

おうち矯正のトレーニングは、口腔筋機能療法（MFT）なども含めてさまざまな選択肢がありますが、筆者は低年齢の小児にも実践しやすい「あいうべ体操」を行います（図3）。

なお、舌小帯切除術を行う際は、術前・術後のおよそ1ヵ月、おうち矯正の舌小帯を伸ばすトレーニングを必ず行ってもらい、瘢痕収縮を予防します（図4）。

舌小帯については、おうち矯正で積極的なアプローチを行うことで、それ以後の処置もスムーズに移行できると考えます。

［大河内］

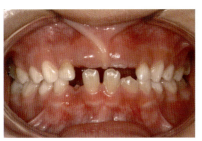 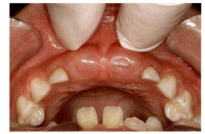 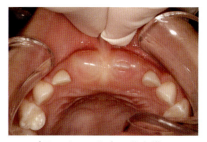

a：低位の上唇小帯　　b：上唇小帯の通常の状態　　c：ブランチテスト中の貧血帯

図❷ a～c　ブランチテスト。上唇を上部に押し上げた際に現れる上唇小帯付着部の貧血帯（白くなった部分）の範囲から上唇小帯の付着位置（付着異常）を評価する検査[5]。貧血帯が切歯乳頭部まで続くようであれば、上唇小帯の付着が口蓋側まで及ぶと判断できる

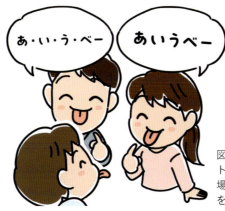

図❸　低年齢で複雑なトレーニングが難しい場合は「あいうべ体操」を指導する

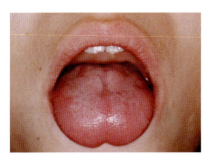 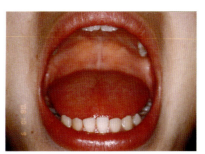 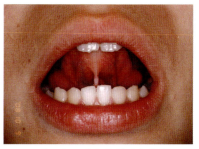

a：舌小帯切除前の舌を前方に伸ばした状態。舌小帯の引きつれを認めた　　b：通常の最大開口量　　c：スポットに舌尖を付けた状態での最大開口量（ｂの1/2以下の開口量）

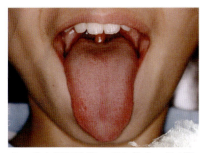 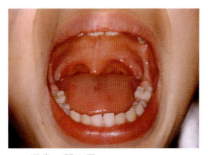 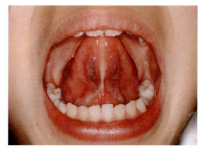

d：舌小帯切除後に舌を前方に伸ばした状態。舌小帯の引きつれは認められなかった　　e：通常の開口量　　f：舌小帯切除後のスポットに舌尖を付けた状態での最大開口量（ｅの1/2以上の開口量）

図❹　舌小帯切除前におうち矯正での舌小帯を伸ばすトレーニングを行い、改善が認められた

【参考文献】
1）白川哲夫，飯沼光生，福本 敏（編）：小児歯科学 第5版．医歯薬出版，東京，2017．
2）佐々木仁弘，守口 修，野坂久美子，甘利英一：上唇小帯の付着位置について．小児歯誌，20(1)：1-8，1982．
3）曽我宏世：上下唇小帯，頰小帯の観察．口科誌，28(2)：179-189，1979．
4）大竹邦明：歯列の発育からみた正中離開と推移とその対処の仕方．歯界展望，52：449-470，1978．
5）日本小児歯科学会（編）：小児歯科学専門用語集 第2版．医歯薬出版，東京，2020．
6）大野粛英，山口秀晴（監）：Q&A 口腔筋機能療法 第2版．ミツバオーソサプライ，東京，2004．

❷乳歯萌出開始〜乳歯列期

Question 12 「夜間の歯ぎしりがすごくて心配」と保護者から言われたら？

A 夜間の歯ぎしり（ブラキシズム）は成人より小児のほうが発現頻度が高く、6歳をピークに自然に消退することを、共感力をもって説明します。

1．成人よりも顕著に多い

夜間のブラキシズムの発現頻度は、小児は5.9〜49.6％、成人は5〜10％で、成人よりも多いと報告されています[1]。

小児の定期健診の際に保護者からよくされる相談の一つに「夜間の歯ぎしりがすごくて心配」があります。「小児の歯ぎしりは生理的な現象ですし、自然に治るので大丈夫ですよ」と答えても、保護者の不安が解消されない場合があります。

そこで、まずは具体的な説明をします。

2．6歳がピーク

小児における夜間のブラキシズムは、乳前歯が萌出した直後の3歳半ごろから始まり、6歳をピークに自然に消退することが多いといわれています（図1）。実際の臨床でも3歳くらいから相談されることが多く、小学校に入るとその数は減っていきます。

歯の咬耗などによって咬合の不安定やエナメル質の亀裂、実質欠損、摩耗による露髄・歯髄感染、乳歯の早期脱落、顎関節や咀嚼筋の疼痛など、あきらかに異常が認められる場合は、ストレスの緩和や行動変容療法などの対処が必要とされています[1]。

3．おうち矯正は「共感力」が必要

これらを踏まえ、さらに保護者への寄り添いも必要です。前述の具体的な説明後も不安を抱えた保護者には、以下のように一言付け加えます。

「とはいっても、歯が折れそうなくらいの音がするので、驚かれますよね」

すると、多くの保護者が以下のように答えます。

「そうなんです!! インターネットで調べても問題ないって出てくるのですが、私たちが起きてしまうくらいギリギリとすごい音がして、歯が折れるのではないかと怖くて……」

このような返答の際は、もう一度説明します。

「大きな音がすることも多いのですが、生理的な原因で歯が折れることはまずありません。それでも不安だとは思いますので、口腔内写真を撮影して嚙み合わせの変化を定期健診で見て、異常が認められる場合は対処していきましょう」

すると、ようやく不安そうな顔が解消され、保護者も安心して通院してくれるようになります。

このように、おうち矯正では同じ説明をしていても、不安が解消されなければ意味がありません。共感しながら伝えることも重要なテクニックの一つです。　　　　　　［大河内］

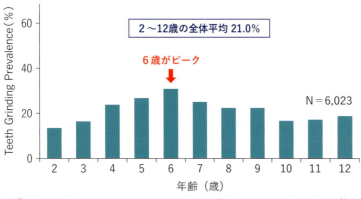

図❶　日本人小児における睡眠時ブラキシズムの出現頻度（参考文献[2]より引用改変）

【参考文献】
1）田村康夫：TCH（Tooth Contacting Habit）を考える—異常習癖の最新情報—　小児のブラキシズムとその対処方法．小児歯科臨床, 23(4)：6-15, 2018.
2）Tachibana M, et al: Associations of sleep bruxism with age, sleep apnea, and daytime problematic behaviors in children. Oral Dis, 22(6): 557-565, 2016.

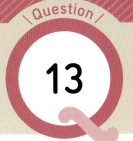

❷乳歯萌出開始〜乳歯列期

Question 13 反対咬合は自然治癒の可能性があるので様子をみたほうがよいのでしょうか？

A 顎顔面の正常な成長には、様子をみるのではなく積極的に自然治癒力を高める介入が必要です。

1. 自然治癒を待つのではなく、積極的に自然治癒力を高めることが必要

　下顎前歯は生理的に舌側から萌出しやすいため、反対咬合は永久歯の生え変わりの際に自然治癒しやすいといわれています。では、どのくらいの確率で自然治癒するのでしょうか。

　反対咬合の自然治癒率は文献によってさまざまです。1歳6ヵ月で16.2％、3歳児では9.6％で推移する[1]としているものもあれば、乳歯列末期〜永久前歯萌出完了時期に自然治癒したのは6.4％、約15人に1人[2,3]と述べているものもあります。

　また、反対咬合の自然治癒の条件として、4前歯に限定した反対咬合、構成咬合が取れる、被蓋が浅い、顔貌に影響が出ていない、遺伝性がない[2]などが挙げられています。どの文献を参考にするかは考え方によりますが、「少しでも自然治癒の可能性がある」ことを示唆している点は共通しています。

　これらを踏まえて、われわれかかりつけ歯科医は、「自然治癒するかもしれないので様子をみる」のではなく、「自然治癒力を高めるために何ができるのか」というスタンスであるべきだと考えます。

　では、自然治癒力を高めるために何をすべきなのでしょうか。

2. 治療の複雑化を防ぐ

　反対咬合には「機能性、歯性、骨格性」という3つの原因[4]があります。これらの原因が複数関係する複合型も多く、臨床的には年齢によってそれぞれの原因が強く出る時期が異なります。

　機能性が原因の場合は、低年齢で低位舌が認められます。一方、歯性や骨格性が原因の場合は遺伝的要因が強く、矯正装置に頼らざるを得ない治療になることが多いです。そこで、機能性の原因が認められる場合は、おうち矯正で早期に原因を排除することで、のちに発現してくる歯性や骨格性の問題の複雑化を防ぐことを目的とします。

　つまり、機能性反対咬合の場合は、様子をみるのではなく、おうち矯正で積極的にアプローチすることが重要です。

3. 機能障害を改善する

　早期に介入するもう1つの目的として、「小児の発育を本来の正常なものに戻す」ことも重要です。

　症例1の患児は3歳6ヵ月時に反対咬合で受診し、機能的マウスピース装置（トレーナー）の使用とおうち矯正の指導により6ヵ月で改善しました（図1）。反対咬合が改善したときに、患児は口腔内と顔貌の変化だけではなく、「キュウリがかじれるようになった」と咀嚼機能の向上を喜んでいました。この言葉がまさにわれわれの治療目的でもあります。

　小児と保護者は「歯並び（見た目）をよくしたい」と来院しますが、われわれがこの時期に治したいのは見た目よりも機能障害の改善です。反対咬合で前歯が逆被蓋になると、通常の咬合より咀嚼運動が阻害されます。そうした機能障害を早期に排除して通常の機能へ戻し、「本来のなされるべき成長発育」へと導くことが目的です。

　上顎骨を含む中顔面は、脳頭蓋の神経系の発達に関連するため早期に成長のピークを終え、下顎骨の構造は長管骨と類似していることから、身長の伸びる時期に顕著な成長が認められるといわれています（図2）。上顎骨と下顎骨の成長の時期が異なることも、小児や保護者とともに認識すべき事項です。

　正常咬合であれば、初めに上顎前歯が前方に成長

第1章 導入編

37

〔症例1〕

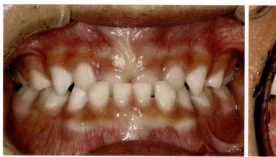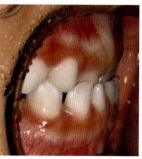

a：3歳6ヵ月。機能的マウスピース装置（トレーナー）を使用し、おうち矯正を指導した

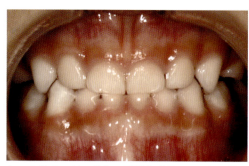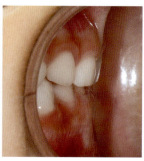

b：4歳0ヵ月。前歯の形態的改善および咀嚼機能の改善が認められた。「キュウリがかじれるようになった」と喜んでいた

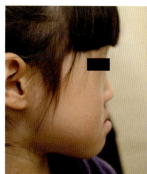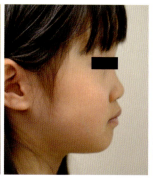

c：治療前（左）と治療後（右）の比較。顔貌の変化も認められた

図❶ a〜c　3歳6ヵ月、女児。主訴は反対咬合。おうち矯正は、機能障害を排除し、「本来のなされるべき成長発育」へと導くことが目的である

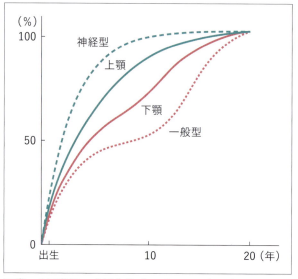

図❷　上下顎骨の成長曲線（Proffit, 1986）。成長のピークは上顎骨と下顎骨で異なる（参考文献[5]より引用改変）

〔症例2〕

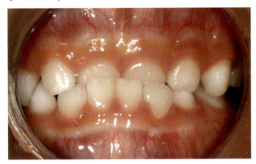
a：2歳8ヵ月。低位舌が認められたため、おうち矯正の低位舌のアプローチを指導した

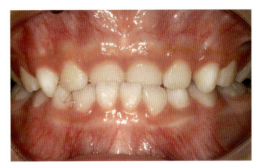
b：3歳7ヵ月。効果がみられたため、おうち矯正を継続するように指導した

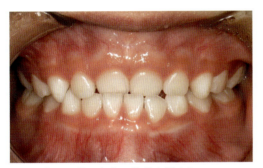
c：4歳1ヵ月。さらに改善を認めた

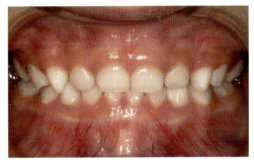
d：4歳5ヵ月。機能が正常になり、歯列も改善した。遅れた成長を取り戻すために食育も開始。さらなる成長発育への後押しが重要である

図❸a〜d　2歳8ヵ月、女児。主訴は反対咬合。おうち矯正の目的は、反対咬合の自然治癒の促進

し、それに下顎前歯が追いつくように成長しますが、反対咬合では上顎骨の前方成長を下顎前歯が抑制してしまい、下顎の成長期に上顎前歯というストッパーがないために、下顎骨が前方に過成長を起こすリスクもあります。つまり、反対咬合は咀嚼運動だけでなく、正しい顔面頭蓋骨の成長を阻害してしまう可能性があると考えられます。

以上の理由により、反対咬合はできるだけ早期にアプローチを行うことが理想です。

4．咬合を改善してからが重要

患児と保護者には、低年齢からの反対咬合の治療の目的は「見た目の改善」ではなく、「筋肉のバランスを整えることでよく食べられる口を作り、正しい成長に導いて将来的な歯や骨の問題を複雑化させない環境を整えること」と、わかりやすく伝えます。

矯正装置を用いた矯正歯科治療は3歳から行えますが、機能訓練であればさらに低年齢から始められるため、反対咬合の自然治癒が期待できます（図3）。低年齢の機能性反対咬合には、まずおうち矯正で「低位舌のアプローチ」を行い、機能を正常に改善することを目指します（次項参照）。

機能が正常になると、機能性の原因によって引き起こされた反対咬合は改善が認められます。ここで重要なことは、「咬合が改善したら指導は終わり」ではなく、キャッチアップ（catch up）が必要な点です。キャッチアップとは「追いつく」「遅れを取り戻す」という意味の言葉です。咬合が改善してから食育などを行い、機能障害により遅れた上顎骨の成長をキャッチアップして本来の成長発育を促すことが、おうち矯正の重要な指導ポイントです。

［大河内］

【参考文献】
1）町田幸雄：乳歯列期から始めよう咬合誘導．一世出版，東京，2006．
2）永原邦茂：乳歯反対咬合者の咬合の推移─乳歯反対咬合の自然治癒を中心として─．愛院大歯誌，30：223-229，1992．
3）柳澤宗光：月刊 柳澤宗光「ムーシールド」による反対咬合の早期初期治療─筋機能訓練装置．デンタルダイヤモンド社，東京，2009．
4）鈴木設矢：GPでもできる反対咬合"早期治療"BOOK．デンタルダイヤモンド社，東京，2019．
5）Proffit WR: The etiology of orthodontic problems. In: Contemporary Orthodontics. Elsevier-Mosby, St. Louis, 1986: 137-141.

Question 14 低位舌へのアプローチは？

❷乳歯萌出開始〜乳歯列期

A 低位舌へのアプローチは環境に対する指導とトレーニングの両方が必要です。また、患児の年齢に合わせてトレーニング内容などを取捨選択します。

1．目的を理解してもらう

まず低位舌がどのような状態であるかを患児と保護者に説明します。

機能性が原因の反対咬合で低位舌が認められる場合は、図1のような顔貌がよく見られます。保護者にこの写真を見せると、「これ、うちの子と同じです」と苦笑いするほど、似たような顔貌をしている小児が多いです。

このような顔貌の口腔内は、低位になった舌が下顎の前歯を押している状態がよく見られます。舌は他の筋肉のように起始と停止がなく、舌の姿勢位（ポスチャー）は舌位によって変わります。上顎の前歯の裏側が舌尖の正しい位置（スポット）ですが、低位舌の場合は下顎の前歯部に舌尖が押し付けられている状態です（図2）。この時期は上顎骨の成長が盛んで、嚥下時や安静時に舌がスポットにあることで、上顎の前方成長や側方成長への刺激となります。低位に舌があると筋機能のバランスが崩れ、下顎前歯が前方へ偏位し、上顎の劣成長を引き起こす可能性もあります。そのため、まずは舌を挙上して口を閉じることが必要であると保護者に伝えます。

舌の正しい位置については、大人でも誤解していることがあります。ある大人の低位舌の患者さんに「舌（した）は下（した）にあるから『した』と呼ぶのだと思っていました」と言われたこともあります。また、低年齢の小児では舌を上げるということが理解できません。そこで、意識せずとも舌が挙上されるようなトレーニングを選択し、筋肉のバラン

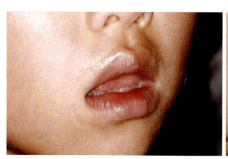
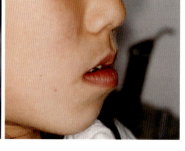

図❶　低位舌の顔貌

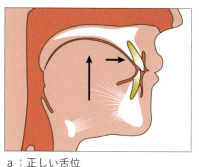
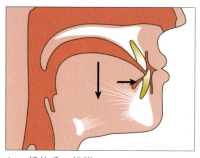

a：正しい舌位　　　　　　　b：低位舌の状態
図❷a、b　舌の姿勢位

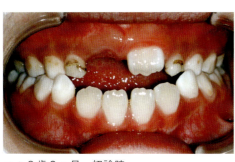

a：8歳2ヵ月。初診時

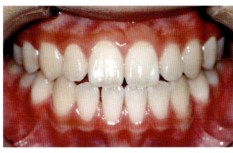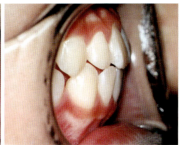

b：13歳2ヵ月。矯正装置による矯正歯科治療後。下顎前歯部の空隙より、低位舌の残遺が疑われる
図❸　矯正歯科治療後の低位舌の疑い

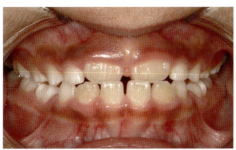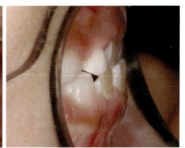

a：初診時

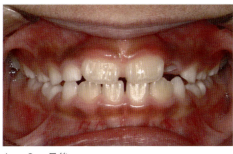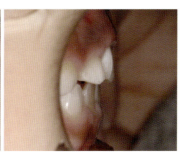

b：3ヵ月後
図❹　本人が舌位を意識して改善した例。トレーニング指導から3ヵ月後の定期健診の問診で保護者は「トレーニングはあまり行っていなかった」と答えていたが、本人に聞くと「トレーニングはしていなかったが、前歯の裏をベロでいつも舐めるようにしていた」とのことであった。本症例のように、本人の自覚を促すことでトレーニングの目的を達する場合がある

スを整えていきます。
　機能のアンバランスを改善せずに矯正装置による矯正歯科治療を行ってしまうと、治療期間の延長や治療後に不安定な状態へ後戻りするといったトラブルの原因になります（図3）。保護者には、低位舌を原因とする機能性の反対咬合の場合は、この状態を改善すると今後の治療に繋がることを伝えます。
　目的を理解することは、トレーニングへのモチベーションを保つのに重要です。目的を理解していれば、本人の自覚のみで治る場合もあります（図4）。

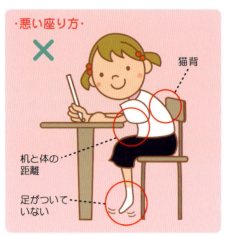
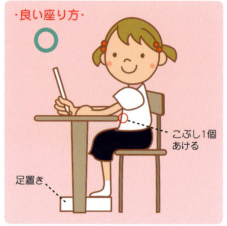

図❺　座ったときの姿勢（オーラルアカデミー「床矯正・矯正治療のバイオセラピー」より転載）

2．指導の実際

　以前は低位舌に対して複雑な口腔筋機能療法（MFT）やトレーニング器具を使った指導を行っていましたが、患児にとって継続が難しく、中断してしまうことがありました。また、最近ではできるだけ低年齢からの指導が必要と感じるため、幼児でも実践できるようなシンプルな指導へと変わってきました。

1）生活習慣の改善

　まずは生活習慣の改善として、姿勢の改善の説明をします。姿勢が悪い小児に問診すると、足がつかない椅子で食事をしていることが多いです。そこで、椅子に座るときはしっかり腰を安定させて背筋を伸ばし、猫背になりにくい姿勢がとれる環境を作ることが必要です。

　具体的には、食事の際に「足がつく椅子に座る」「姿勢をよくする」「顎を引いて食べる」の3点に気をつけるように伝えます。また食事だけでなく、普段の座位の姿勢にも気をつけるように指導します（図5）。

　さらに、立位での姿勢や下顎を出したり口を開ける癖などを意識して改善するように伝えます。ただし、低位舌が続いている場合は、意識して口を閉じようとしても口唇閉鎖や舌を挙上する筋力が弱いため、口が開いてしまう場合があります。そこで、口腔筋機能を整え、筋力を向上させるトレーニングを行います。

2）トレーニング

●あいうべ体操

　内科医である今井一彰先生のあいうべ体操はシンプルでわかりやすく、2歳ほどの幼児でも真似できます。

　あいうべ体操は通常毎日30セットを続けてもらいますが、低年齢の場合は10セットから始めてもらいます。あいうべ体操は週1回100セット行うより、毎日10セット行うほうが習慣化されやすく、効果があります。

　また、行う場所はお風呂を勧めています。習慣化を達成するには、「毎日必ず行う習慣とセットにする」ことがポイントです。朝食の前に行うなどでも構いませんが、比較的余裕がある行動とセットにすることがお勧めです。多くの家庭で入浴中にあいうべ体操を行うことは習慣化しやすく、湿度が高い空間でのトレーニングのほうが咽頭への影響がよいと考えられます。

●ポッピング

　舌全体を上あごに吸い付け、口を大きく開けて舌小帯を伸ばします（図6）。このときに舌尖がスポットにあり、舌の後方も口蓋に吸い付けるように意識させます。そして、舌を「ポンッ」と鳴らします。できるだけ大きな音を出すのが望ましいです。

　低年齢の小児や舌の動きが悪い場合は、丁寧に教えても舌が吸い付けられずに「ネチャッ」という音になってしまうこともあります。その場合は口を閉じさせて、まず「ポンッ」という音が出せるように

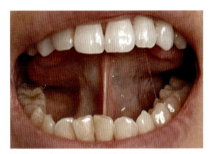
図❻ ポッピング。舌全体を口蓋に吸い付ける

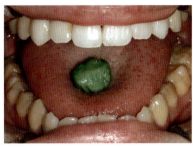
a：ガムをボール状に丸める

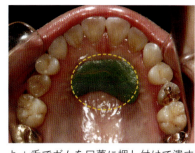
b：舌でガムを口蓋に押し付けて潰す

図❼ a、b　ガムトレーニング（第2章Q10参照）

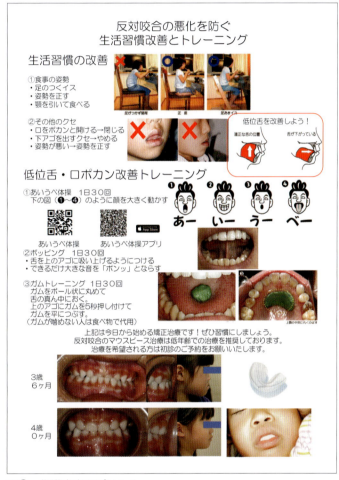
図❽　指導内容のプリント

指導します。

● ガムトレーニング

ガムトレーニングは、舌でガムを口蓋に押し付けるトレーニングです（図7）。ガムをボール状に丸めて舌の上に乗せ、舌でガムを口蓋に押し付けて潰す動作で舌筋を鍛え、口蓋へ圧力をかけることで各部位に刺激を与えます。このとき、舌圧が弱い場合は前歯部にしかガムを押し付けられません。できるだけ、口蓋中央部に薄く押し広げられるように練習させましょう。

ただ、最近では「ガムを噛まない」「ガムを噛んだことがない」「ガムを噛ませるのが怖い」という家庭も少なくありません。そのような場合は無理をせず、「食事の際にバナナや豆腐などの軟らかい物を口蓋に押し付けて舌で潰す練習をするように声かけをしてください」と保護者にお願いしています。

これらのトレーニングはシンプルですが、保護者も忘れてしまいがちなため、プリントを配布して指導しています（図8）。　　　　　　　　［大河内］

❷ 乳歯萌出開始〜乳歯列期

Question 15 なぜ低位舌へのアプローチが必要なのでしょうか？

A おうち矯正のアプローチはすべての患児に治療の機会を与えることができ、矯正装置が使えない場合の対応も可能になるためです。

　小児の口腔機能不全や不正咬合に対しては、年齢によってトレーナーなどの機能的マウスピース装置を併用したり、先に形態を治癒させてから機能回復を図る場合があります。しかし、機能性の原因に対処しなければ、後戻りするリスクが残ります。また、年齢・経済的状況・協力度などの関係で矯正装置を使えないケースに遭遇することもあります。

　前述のとおり、患児の置かれた状況はさまざまですが、歯性や骨格性の原因のみが認められる反対咬合でなければ、おうち矯正の実施を基本とします。すなわち、機能性の原因が含まれる場合は「まず矯正装置」ではなく、「まずおうち矯正」でアプローチすることで、その原因の除去が可能になります。

　また、実際の臨床では矯正装置の説明をしても患児や保護者が決断するまでに時間がかかることもあります。矯正装置の装着開始まで年齢的に余裕があれば、まずおうち矯正で反応をみることもできます。そのようなときは「トレーニングや生活習慣の改善を含んだ、今日からおうちでできる矯正治療です」と伝えることで、矯正装置を装着するまでの期間を機能回復に充てることもできます。

　すべての患児に矯正装置を用いた矯正歯科治療を行えるわけではありません。年齢的に矯正装置が適用ではない（図1）、経済的な理由で矯正装置を希望していない（図2〜4）、患児の協力が得られず矯正装置が使えない（図5）、あるいはその他の理由などの場合でも、おうち矯正のアプローチは、すべての患児へ治療する機会を与えることができます。これはかかりつけ歯科医として最大のメリットがあると考えられます。

[大河内]

〔症例1〕

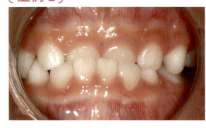 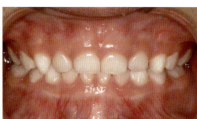

図❶　2歳8ヵ月、女児、主訴は反対咬合。おうち矯正の目的は、低位舌へのアプローチ（詳細は前項参照）。a：2歳8ヵ月、b：4歳5ヵ月

〔症例2〕

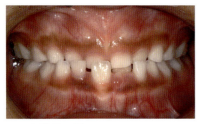 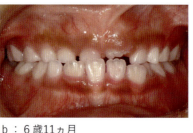 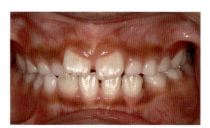

a：6歳5ヵ月　　　　　　　　b：6歳11ヵ月　　　　　　　　c：7歳7ヵ月

図❷a〜c　6歳5ヵ月、女児。主訴は反対咬合。矯正装置を希望しないため、おうち矯正を行って改善した。おうち矯正の目的は、低位舌へのアプローチ

〔症例3〕

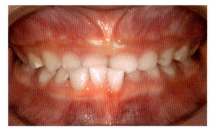

a：5歳7ヵ月

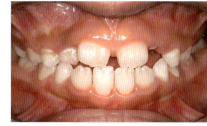
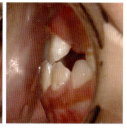

〔症例4〕

a：7歳11ヵ月

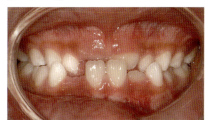

b：7歳4ヵ月

図❸a、b　5歳7ヵ月、女児。主訴は反対咬合。おうち矯正を行い、改善を促した。おうち矯正の目的は、低位舌へのアプローチ

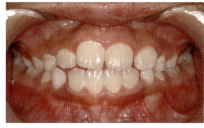

b：9歳3ヵ月。改善はみられるが、本人と保護者の協力がなかなか得られず、被蓋がまだ浅いため、低位舌へのアプローチと並行して前歯の咬断運動を促す指導も追加した

図❹a、b　7歳11ヵ月、女児。主訴は反対咬合。矯正装置を希望せず、おうち矯正のみの介入で交叉咬合が改善した。おうち矯正の目的は、低位舌へのアプローチ

〔症例5〕

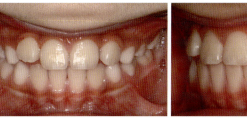

a：7歳5ヵ月

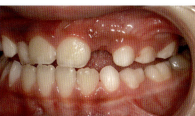

b：8歳5ヵ月

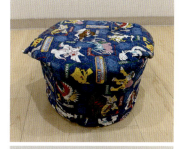

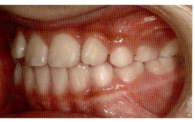

c：9歳3ヵ月　　　　　　　　　　　　　　　　　　　　　　　　　　　d：牛乳のパックで自作した足台

図❺a〜d　7歳5ヵ月、男児。主訴は反対咬合。本人の協力が得られず矯正装置が使えなかった。おうち矯正の目的は、低位舌へのアプローチ。通常であればトレーナーなどの機能的マウスピース装置を併用する年齢であるが、精神的な問題があったため、協力を得られるまでおうち矯正を行うこととなった。その後、保護者の協力もあっておうち矯正のみで改善した。本人の成長に合わせて足台を自作し（d）、とくに姿勢について注意したとのこと。生活習慣を意識させる重要性を実感した症例である

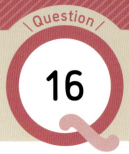

❸ 混合歯列期

Question 16 下顎前歯が裏から生えてきた場合、抜いたほうがよいですか？

A 抜くか抜かないかではなく、なぜそうなるのか、原因を考えることが必要です。

1．なぜ下顎前歯の永久歯は舌側から生えることが多いのか

「即、抜歯をすべきでしょうか？」
「それとも、様子をみていてもよいのでしょうか？」
「抜歯をしないと歯並びが悪くなるのでしょうか？」

このようによく相談されると思いますが、処置を行う前に、「なぜ下顎の前歯は舌側から生えることが多いのか」を考える必要があります。

すべての永久歯が乳歯の真下から生えてくるわけではなく、部位や歯種によって萌出の方向は異なります。下顎乳前歯の交換は生理的に舌側から起こることが多いため、こうした現象は正常です。

上顎前歯や上下顎臼歯は乳歯の真下から永久歯が上部に動くため、エレベーター式交換と呼ばれます。一方、下顎前歯は永久歯が後下方から萌出して前上方に向かって斜めに生えてくるため、エスカレーター式交換と呼ばれます（図1）。

エスカレーター式の交換は、舌圧によって成されます。つまり、後ろに生えてきた永久歯は、舌の力で前方に押し出されるのです。

2．歯がきれいに並ばなかった原因を理解し、対処する

症例1（図2）は、抜歯をせずにおうち矯正で自然萌出を待ちました。その結果、$\overline{1|1}$ はきれいに並びました。

では、症例2（図3）は抜歯をすれば、きれいに並ぶのでしょうか。

結果は、抜歯をしても歯並びはよくなりませんでした。歯並びのために抜歯をしたのなら、診断を間違えています。

きれいに並ばなかった原因は、歯が並ぶスペースや舌の機能が足りないことが考えられます。本症例については、前者が原因です。歯列は筋系のバランスの取れた位置に形成されるため、舌の機能が正常であれば、歯は唇側に押し出されます（図4、5）。永久歯が乳歯の後ろから生えたことが問題ではなく、スペース不足が問題なのです。

こうした説明をせずに抜歯してしまうと、「痛い思いをして歯を抜いたのに、歯並びがよくならない」と、保護者に不信感をもたれてしまいます。

問題を解決するためには、歯を抜くのではなく生理的な動きを知り、「歯が並ぶスペースを作るには何をするか」「歯が並ぶ機能を正常にするには何をするか」を考えることが肝要です。

このような場合は、まずは患児と保護者に下顎前歯（永久歯）は舌側から生えることが多いと説明し、そのうえで何が原因なのかを伝えます。さらに、その原因に対しておうち矯正では、おもに食育を行い

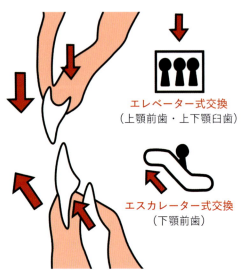

図❶ 歯の交換様式の違い。エレベーター式交換とエスカレーター式交換

〔症例1〕

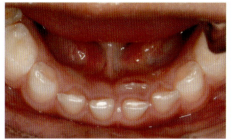
a：永久歯萌出時

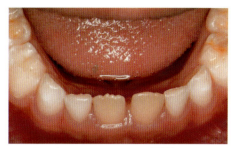
b：永久歯萌出から7ヵ月。$\overline{1|1}$はきれいに並んだ

図❷a、b　5歳9ヵ月、女児。抜歯をせずにおうち矯正で自然萌出を待った

〔症例2〕

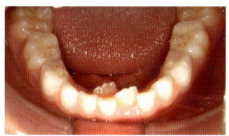
a：抜歯前

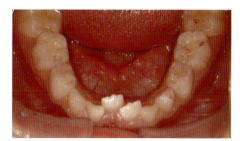
b：抜歯後3ヵ月

図❸a、b　6歳3ヵ月、女児。抜歯をしても歯並びはよくならなかった

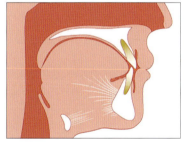
図❹　正常な舌の位置

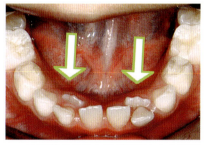
a：下顎前歯の永久歯が後下方から萌出

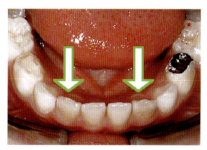
b：舌の力で前方に押し出された

図❺a、b　舌の機能が正常であれば、歯はきれいに並ぶ

〔症例3〕

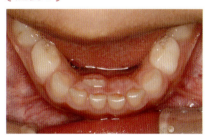
a：初診時

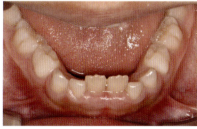
b：3ヵ月後。前歯が前方に移動し、十分にスクリューのスペースを確保できたため、レジン床の設定が可能となった

図❻a、b　7歳1ヵ月、男児。主訴は矯正治療を始めたい。あきらかなスペース不足を解消するために、拡大床装置による矯正歯科治療を開始する予定を立てた。ただし、このまま矯正装置を製作するとスクリューの位置が後方に来てしまい、舌小帯と干渉する可能性がある。また、拡大したい前歯部分に十分なレジン床を設定できないため、まずは下顎前歯を抜歯したうえでおうち矯正を実践し、下顎の前歯の前方移動を促し、そのうえで拡大床装置を製作した

ます。

　なお、あきらかに歯の萌出スペースがない場合は、矯正装置を用いた矯正歯科治療を開始することもあります。また、前述の萌出パターンを理解していることで、矯正装置の有効性を高められます（図6）。

　「なぜそうなったのか」をつねに考え、「その問題を解決するには何をすべきか」を模索すべきなのです。これがおうち矯正の考え方です。　　　［大河内］

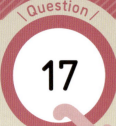

Question 17

❸ 混合歯列期

保護者から「生えてきた上の前歯が大きい」と相談されたときの対処法は？

A 永久歯の前歯の大きさを測り、歯と顎の大きさのバランスがとれるように、おうち矯正で正常な顎の成長を促します。

上顎中切歯の萌出時期に保護者からよく質問を受ける心配事として、「生えてきた前歯が黄色い」「前歯に隙間がある」「前歯が大きい」の3点が挙げられます。

1. 前歯が黄色い

乳歯と永久歯のエナメル質の厚さや構造の違いを説明し、プラークの付着や着色がみられる場合は、定期健診で歯面清掃を行っていくことで、保護者に安心感を与えます。

2. 前歯に隙間がある

生理的な現象であることを伝え、離開が大きな場合は上唇小帯肥厚や過剰歯などの異常がないか確認したうえで写真撮影を行い、食育などのおうち矯正で経過観察していきます（第3章Q05参照）。

3. 前歯が大きい

保護者の多くは、上顎前歯が「叢生になるのでは？」と心配します。そこで、前歯の大きさが平均値と比べてどのくらい大きいのかを具体的に示します（表1）。実際は平均値より歯が小さいことも多く、顎が小さいために歯が大きく見える場合もあります。また、歯が平均値より大きくても、顎の成長が進めば歯がきれいに並ぶこともあります（図1）。歯の大きさの目安を説明することで、実際に歯が大きいのか、それとも相対的に歯が大きく見えるだけなのかを保護者に納得してもらえます。

表❶ 歯冠幅径一覧。日本人永久歯正常咬合の歯幅の平均値（mm）（参考文献[1]より引用改変）

		男 平均	標準偏差	女 平均	標準偏差
上顎	中切歯	8.59	0.54	8.24	0.41
	側切歯	7.08	0.70	6.64	0.60
	犬歯	8.04	0.40	7.65	0.39
	第1小臼歯	7.52	0.48	7.08	0.36
	第2小臼歯	6.86	0.40	6.57	0.44
	第1大臼歯	10.91	0.56	10.39	0.51
下顎	中切歯	5.44	0.43	5.19	0.36
	側切歯	6.03	0.54	5.81	0.39
	犬歯	7.11	0.42	6.58	0.38
	第1小臼歯	7.19	0.42	6.94	0.34
	第2小臼歯	7.11	0.40	6.82	0.45
	第1大臼歯	11.40	0.58	10.69	0.60

巨大歯でも歯列は整っています

中切歯の平均値は男性8.6mm　女性8.2mmです。

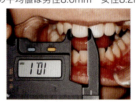

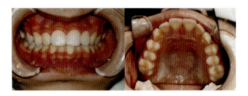

巨大歯でも顔貌は特別ではありません。

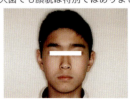

図❶ 平均値より歯冠が大きくても、顎の成長とバランスがとれていれば歯はきれいに並ぶ（オーラルアカデミー「床矯正治療のチェアサイド資料」より転載）

表❷　歯列弓幅径の年齢別の平均値（mm）。犬歯間幅径は上下とも6～10歳までに約4mmと顕著な成長を示す（参考文献[1]より引用改変）

	上顎		下顎	
	3～3間	6～6間	3～3間	6～6間
6歳	31.5	40.5	24.3	34.9
8歳	34.0	41.1	27.1	35.8
10歳	35.5	41.7	28.2	36.1
12歳	36.5	42.1	27.9	36.6

〔症例〕

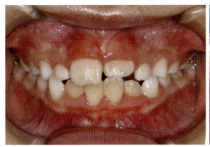 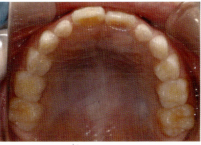 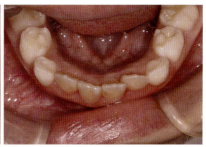

図❷a　7歳3ヵ月、男児。主訴は下顎の前歯の叢生と $\frac{\ }{1}|\frac{1}{\ }$ が交叉しそうで気になる

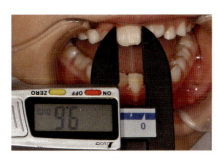

図❷b　上顎の歯の幅径は9.6mmと男児の平均値（8.6mm）より大きいが、叢生は軽度なため、まずは食育をメインにおうち矯正で育成することとなった

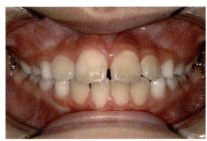 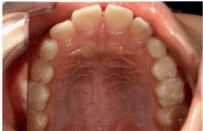 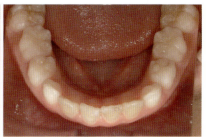

図❷c　9歳1ヵ月。おうち矯正で後押ししたことで顎が育成され、前歯の叢生と $\frac{\ }{1}|\frac{1}{\ }$ の交叉咬合が改善した

4．おうち矯正で正常な顎の成長を促す

　この時期のおうち矯正は、歯と顎の大きさのバランスがとれるように、顎の成長を促す指導を行う必要があります。

　前歯部（犬歯間幅径）は、6～10歳までの4年間で上下顎ともに約4mm成長します。平均すると1年間に約1mmの顕著な成長がみられる時期です（表2）。矯正装置を使うか否かの判断の前に、成長が活発な時期におうち矯正を行い、正常な成長を促します。治療の複雑化を防ぎ、矯正装置の数を減らせる可能性を保護者へ十分に説明し、おうち矯正のモチベーションとします（図2）。ただし、あきらかに歯の大きさと歯列にアンバランスが生じたならば、早期に矯正装置を使った矯正歯科治療で育成を促進させる治療が必要となります。　　　　［大河内］

【参考文献】
1）大坪淳造：日本人成人正常咬合者の歯冠幅径と歯列弓およびBasal Archとの関係について．日本矯正歯科学会雑誌，16：36-46，1957.

❸ 混合歯列期

Question 18 上顎前歯の離開は自然に治るのでしょうか？

A 離開の大きさや原因の除去によります。

上顎前歯の離開への対応でまず必要となるのは、資料採得です。過去と現在の比較のために、口腔内写真撮影を行います。さらに、X線写真を撮影し、顎骨内に過剰歯などの異常がないかを確認します。過去のX線写真があれば、それらも比較します。

この時期の上顎前歯はアンデルセンの童話に因んで「みにくいアヒルの子時代」と呼ばれ、ハの字で萌出するのは正常な現象です。顎骨内では上顎中切歯が「ハの字型」、上顎側切歯が「平行型」、上顎犬歯が「逆ハの字型」に位置しています。ハの字に萌出した上顎中切歯は、平行に萌出する上顎側切歯に遠心から押され、さらに逆ハの字に萌出してくる上顎犬歯に押されることで正中離開が解消します（図1)[1]。このような生理的な萌出過程を経ることで顎骨の拡大や歯軸の整直がなされるさまをみると、ヒトに宿る遺伝的なプログラムの神秘を感じます。

文献を紐解くと、上顎中切歯の萌出時のおよそ70%に正中離開が見られますが、上顎側切歯や上顎犬歯の萌出に従って、80%の正中離開が自然治癒するとの報告[2]があります。また、側切歯萌出時の正中離開の幅と自然治癒の確率については、1mmでは99%、2mmでは20%、2.7mmでは1%とする報告[3]もあります。これらの数値は文献によって若干の差異はありますが、上顎前歯の離開の自然治癒がどの程度期待できるのかをイメージするのに役立つため、説明資料を作成して保護者に示すことは有効です（図2）。ただ単に「上顎前歯の離開は自然に治りますので経過をみましょう」と伝えるよりも、はるかに保護者の安心を得られます。

なお、これらの数値はあくまで目安であり、過信は禁物です。顎骨内に埋伏した過剰歯や異所萌出、上唇小帯に強度の付着異常がみられる場合は自然治癒が期待できないため、十分に精査し、処置します。

われわれ臨床医には、早期に異常な正中離開の原因を発見することが求められます。早期発見が自然治癒率を高め、結果として矯正装置を使わずに済むことに繋がります。早期発見に口腔内写真やX線写

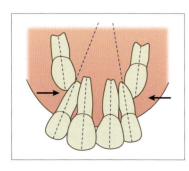

図❶ a～c 上顎側切歯萌出期。「ハの字型」に萌出してきた上顎中切歯が、顎骨内で「平行型」である上顎側切歯および「逆ハの字型」である上顎犬歯に押されて正中離開が改善する（参考文献[1]より引用改変）

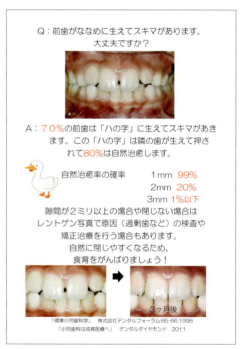

図❷ 保護者に上顎前歯の離開について説明する際の資料

〔症例1〕

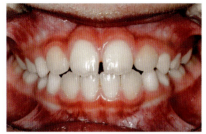 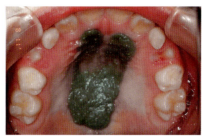 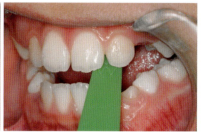

a：初診時。保護者は上顎前歯の離開を心配していたが、正常な発達範囲内であると説明し、経過観察

b：経過観察中に側切歯の口蓋側転移の傾向が認められたため、上顎骨の発育を促すため予防的におうち矯正のガムトレーニングとパナスティック（オーラルアカデミー）によるトレーニングを行った。また、併せて食育も行った

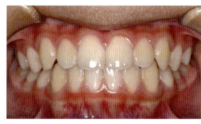

c：11歳4ヵ月。正中離開は自然治癒した

図❸a～c　8歳3ヵ月、男児。主訴は前歯の隙間が心配なので矯正歯科治療をしたい。経過観察により自然治癒した

〔症例2〕

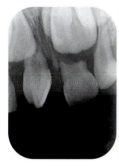 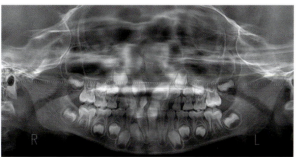

a：初診時にデンタルX線写真にて過剰歯が2本確認された。パノラマX線写真は口腔内の広域をチェックできる一方で、正中の像がセッティングなどにより不明瞭になることもある。そのような場合は、必ずデンタルX線写真を撮影し、過剰歯の向きや本数を確認することが必要である。その後、7歳1ヵ月時に紹介した口腔外科にて抜歯を行った

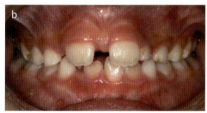 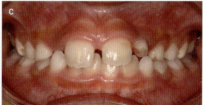 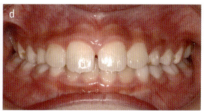

b：7歳7ヵ月。前歯が萌出してきた。正中離開が重度であるが、過剰歯を抜歯しているため、おうち矯正の食育により成長刺激を与えて経過をみることとした。爪を離開部に入れる悪習癖があり、止めるように指導した。c：8歳2ヵ月。正中離開は改善しているため、おうち矯正を継続した。d：9歳1ヵ月。年齢に応じた正常な咬合が完成した

図❹a～d　6歳10ヵ月、男児。主訴は前歯がおかしい。過剰を抜歯し、正中離開の自然治癒を促した

真による経過観察は欠かせませんし、併せて食育をメインとしたおうち矯正も指導します（図3、4）。

大切なことは、どのような場合でも「なぜそうなったのか？」を考え、目の前にいる患児の口腔内が正常なのかどうかを判断することです。そのため、上顎前歯の離開の原因だけでなく、歯の生理的な萌出機序や萌出方向、萌出時期などを正しく認識している必要があるのです。それらがわかっていれば、おうち矯正で介入する余地があるかどうかも正確に判断できます。　　　　　　　　　　　　　［大河内］

【参考文献】
1）白川哲夫，飯沼光生，福本 敏（編）：小児歯科学 第5版．医歯薬出版，東京，2017：99．
2）荻原和彦（編）：標準 小児歯科学 国試ガイドラインに沿って．デンタル・フォーラム，東京，1998．
3）吉田昊哲，嘉ノ海龍三，山﨑要一：小児歯科は成育医療へ 今を知れば未来がわかる．デンタルダイヤモンド増刊号，36(6)：79，2011．

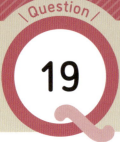

❸混合歯列期

Question 19 「子どもの上下の歯の真ん中が合っていない」と言われたら？

A 乳歯列期から永久歯列期までに正中が合っていない場合がほとんどですが、顎のずれや片側のみの乳犬歯の早期脱落などについては精査が必要です。

　小児に限らず、統計的にみても半数近くの人は正中が1mm以上ずれています（表1）。また、乳歯列期から永久歯列期までつねに上下顎歯列の正中が一致している人はわずか3.2％との報告[2]もあります（図1）。

　交換期に歯は左右同時に抜けたり生えたりしません。1本の歯が萌出するときに、成長する顎の中で「おしくらまんじゅう」のように隣在歯同士で押したり押されたりして歯列を育成し、完成させます。

　つまり、正常な混合歯列期のこうした正中のずれは生理的なものなので、つねに一致することは稀であると保護者に伝えます。生理的な正中のずれを気にする保護者は心配性である場合が多いため、図1のような資料を見せて数値で説明すると、不安を取り除くことができます。さらに、よくある質問に対応した説明用の資料を準備しておくことも、かかりつけ歯科医の役割であると考えます。

　しかし、臼歯の交叉咬合やすれ違い咬合、顎の偏位による正中の不一致、片側のみの乳犬歯の早期脱落による偏位などは、自然に改善することが困難です。このように正常な萌出から逸脱している場合は、おうち矯正ではなく矯正装置を使用した介入が必要になるので、注意します。　　　　［大河内］

表❶　上下顎前歯と顔貌と小帯の正中の一致（参考文献[1]より引用改変）

	一致	1mm以内	計(%)
上顎歯列の正中と下顎歯列の正中	33.6	20.0	53.6
顔の正中と上顎歯列の正中	26.1	19.7	45.8
顔の正中と下顎歯列の正中	22.3	17.6	39.9
顔の正中と上唇小帯	39.1	13.1	52.2
顔の正中と下唇小帯	23.3	17.4	40.7
上顎歯列正中と上唇小帯	67.3	18.5	85.8
下顎歯列正中と下唇小帯	48.7	25.0	73.7
上唇小帯と下唇小帯	16.2	37.9	54.1

【参考文献】
1）鈴木勝志：歯列正中線の位置に関する研究．2．歯列正中線と上，下唇小帯，顔面正中線の位置的関係について．歯科学報，74(1)：159-163，1974．
2）杉山瑞穂：上下顎歯列正中線の累年的観察．歯科学報，97(7)：733-767，1997．

乳歯列期から永久歯列期までつねに顔面・上顎歯列・下顎歯列の正中が一致※している人は**3.2%**

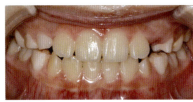
歯列不正なし、正中一致

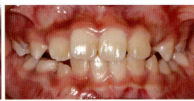
歯列不正なし、正中不一致

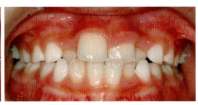
歯列不正あり、正中不一致

半数近くの人は上下顎歯列の正中が不一致

※0.25mm以内

図❶　乳歯列期から永久歯列期までの顔面と上下顎歯列の一致（オーラルアカデミー「床矯正治療のチェアサイド資料」より引用改変）

❸ 混合歯列期

Question 20

交叉咬合にはどのようにアプローチすべきですか？

A 交叉咬合の発現を見逃さず、おうち矯正による早期介入で治療の複雑化を防ぐことが重要です。

第1章　導入編

　反対咬合と前歯部交叉咬合は混同されることがありますが、別の症状です。反対咬合は「前歯部の連続する3歯以上の逆被蓋」、前歯部交叉咬合は「前歯部の2歯以下の逆被蓋」と定義されています[1]。

　交叉咬合を放置すると早期接触による歯肉退縮や顎の偏位を引き起こしたり、反対咬合に移行して治療が複雑化します。そのため、状態を悪化させないように、おうち矯正で早期に介入します（図1）。

　おうち矯正の具体的な指導としては、「なぜそうなったのか？」を確認すべきです。交叉咬合の症例で機能性の原因が認められ、とくに低位舌を呈している場合は、おうち矯正で低位舌へのアプローチを行います。一方、歯性の原因が認められる場合は徒手矯正（図2）を試みます。徒手矯正では、パナスティック（オーラルアカデミー）などを用いて、テ

コの原理で前歯部に弱い力を長時間加えます。下顎前歯は内側に、上顎前歯は外側に力をかけると、萌出間もない歯は動きやすいため、早期に改善することがあります。機能性および歯性の原因が疑われる場合は、並行して指導を行います（図3）。

　上顎前歯部交叉咬合の場合は、位置異常の前歯が前方に移動するスペースがあるかどうかを診断します。その場合は、おうち矯正による指導で前方に誘導できる可能性があります。とくに萌出直後は効果が期待できます。一方、萌出してから時間が経つと治癒率が低下することが臨床で認められています。そのため、交叉咬合の発現を見逃さず、おうち矯正で早期に介入すべきであると考えます。

　なお、スペースがあってもおうち矯正を実施してもらえない（図4）、スペースがない、あるいは早

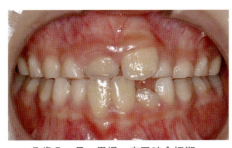
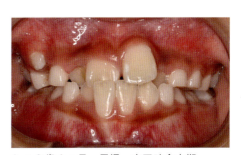

a：7歳5ヵ月、男児。交叉咬合初期　　b：9歳4ヵ月、男児。交叉咬合末期
図❶　1」の交叉咬合の一例（初診時）。放置すると、状態が悪化して治療が複雑化する（a、bは別症例）

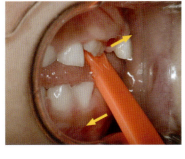

図❷　パナスティック（オーラルアカデミー）を使用した徒手矯正。木の棒や指で代用してもよいが、専用器具の使用が望ましい。長時間弱い力をかけるように指導すると、萌出間もない前歯が前方に誘導される

〔症例1〕

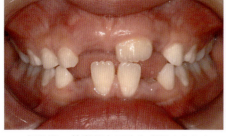
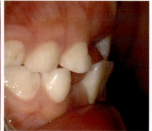
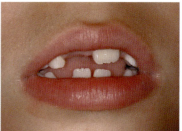

　　a：初診時。前歯部交叉咬合が認められた

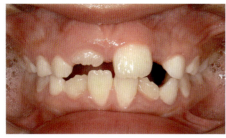
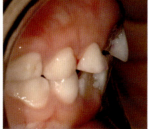
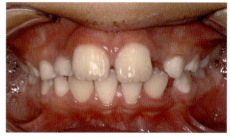

　b：7歳5ヵ月。前歯部右側交叉咬合が改善した　　　　　　c：8歳0ヵ月、反対側も正常に萌出し、被
　　　　　　　　　　　　　　　　　　　　　　　　　　　　蓋は安定している

図❸ a〜c　7歳3ヵ月、男児。主訴は生えてきた前歯が反対になりそうで心配。おうち矯正の目的は、低位舌へのアプローチおよび徒手矯正

〔症例2〕

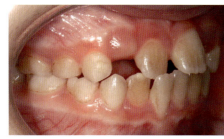
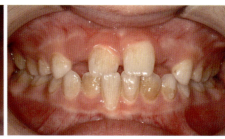
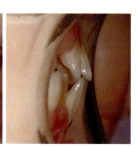

a：初診時。おうち矯正の指導から2ヵ月経過しても成果がみられなかったため、下顎前歯の歯肉退縮に加え、2|2 の萌出に向けて治療が複雑化しないようにトレーナーの使用を開始した

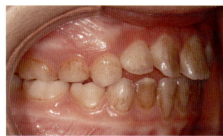
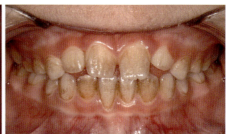
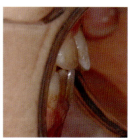

b：8歳3ヵ月、前歯部交叉咬合が改善した

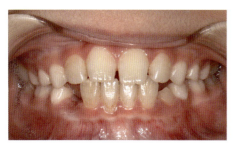

　　　　　　　　　　　　　　　　　　c：9歳0ヵ月、2|2 も正しい位置に萌出し、下顎の歯肉退縮が改善
　　　　　　　　　　　　　　　　　　した

図❹ a〜c　8歳0ヵ月、女児。主訴は前歯部交叉咬合。おうち矯正を指導したものの患児の協力が得られなかったため改善できず、トレーナーを使用した

〔症例3〕

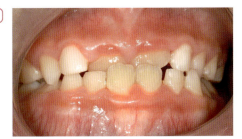

a：初診時。徒手によるおうち矯正を開始

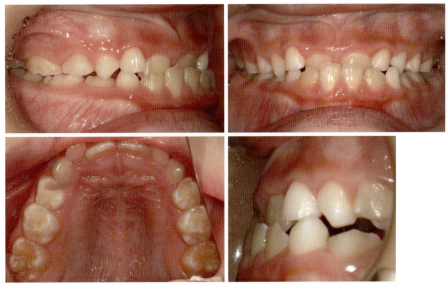

b：8歳0ヵ月。おうち矯正で変化がみられなかったため、トレーナーの使用を開始した

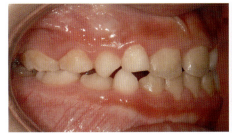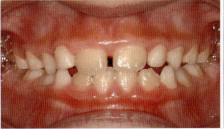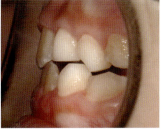

c：8歳1ヵ月、前歯部交叉咬合が改善した。トレーナーを使い始めてからわずか1ヵ月で被蓋が改善し、前歯が前方に誘導されたため、歯周長も伸びて前歯部に隙間ができた。ただし、側切歯の萌出にはさらなる上顎の成長が必要なため、おうち矯正の内容を食育メインに切り替えた。徒手矯正をいったん中止し、低位舌へのアプローチは継続した

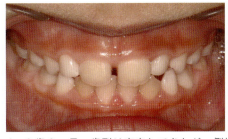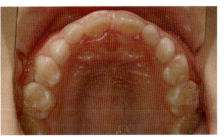

d：8歳6ヵ月、歯列は安定してきたが、側切歯を正しい位置に萌出させるにはもう少し上顎前方・側方の成長が必要なため、おうち矯正を継続している

図❺a〜d　7歳2ヵ月、男児。主訴は前歯が反対に生えてきた。おうち矯正に加えてトレーナーを使用した

期に交叉咬合を改善したい場合には、トレーナーなどの機能的マウスピースや拡大床装置を使用し、治療の複雑化を防止します（図5）。　　　　［大河内］

【参考文献】
1）日本小児歯科学会（編）：小児歯科学専門用語集 第2版. 医歯薬出版, 東京, 2020.

❸ 混合歯列期

Question 21 7歳時のX線写真では何を確認すべきですか？

A おもに正中の過剰歯と先天性欠如、萌出遅延についてチェックします。

1．過剰歯

過剰歯の発現率は4.49％で、とくに上顎正中部では3.06％という報告[1]があります。統計上は、1クラス30人としたうちの1人は過剰歯の児童がいるというイメージです。

埋伏過剰歯については、まず歯冠がどの方向を向いているのかを確認します。今後正常に萌出するか否かを、歯冠の方向をみて判断します。埋伏過剰歯の歯冠が正常な歯と同じ方向に向いていることを順生と呼び、逆の方向であれば逆生と呼びます。過剰歯全体の約50％が順生といわれています[2]。

正中の過剰歯が順生であれば、萌出後に目視により発見されることが多いのですが、逆生の場合は萌出しないため、口腔内からは見つけることができません。逆生過剰歯は時間が経つにつれて鼻腔方向へ進んでいくため、とくに早期発見が望ましいです（図1）。埋伏過剰歯の発見には、X線写真撮影が不可欠です。ただし、パノラマX線写真は撮影時のセッティングや体動によって正中が不明瞭になる場合があるため、併せてデンタルX線写真を撮影します。診断の際は、過剰歯が1歯のみとは限らないと念頭に置くのがポイントです（図2）。

逆生の過剰歯は、早期発見が抜歯時の負担軽減に繋がります。摘出した過剰歯を見せると、多くの保護者はその大きさに驚きます。「思いのほか大きくて驚きました。早く見つけてもらって本当によかった」と感謝の言葉をもらえることも多く、円滑にメインテナンスへ移行できます。

2．先天性欠如

先天性欠如の発現率は約10％[1]と高く、1クラスに2〜3人程度みられます。7歳ごろは第3大臼歯を除くすべての歯冠が完成し、パノラマX線写真でも歯胚が明瞭に写ります。そのため、小児に対してこの時期にパノラマX線写真を撮影し、歯胚の有無を確認すべきです。

あらかじめ確認できていれば、将来的な矯正歯科治療を検討する時間を患児と保護者に与えられます。また、矯正歯科治療を希望しない場合であっても、可能な範囲で咬合誘導を提案します（図3）。

なお、「6歯以上の先天性欠如」などは保険適用となる場合があり、患児をすみやかに専門医に紹介するためにも、早期発見が求められます。

3．萌出遅延

萌出遅延は、臨床においてしばしば遭遇します。萌出遅延の局所的な原因は、外傷や歯肉の肥厚、先行乳歯の早期抜歯による歯槽骨の緻密化、萌出スペースの不足、歯胚の形成遅延などですが、特定できないことが多いといわれています。

萌出遅延が疑われる場合はX線写真を撮影し、顎

〔症例1〕

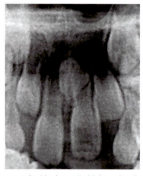
a：初診時。過剰歯の抜歯を希望しなかったため経過観察とした

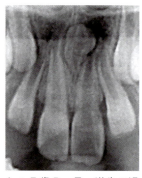
b：7歳5ヵ月、逆生の過剰歯が鼻腔方向へ移動している

図❶ a、b　6歳3ヵ月、女児。上顎正中部に過剰歯が認められた

〔症例2〕

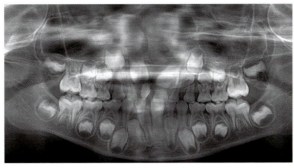
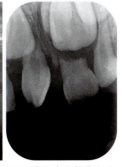

図❷　6歳1ヵ月、男児。A|部に順生過剰歯を認め、パノラマX線写真を撮影した。正中が不明瞭であったためデンタルX線写真を撮影したところ、未萌出の|1の歯冠に重なっている逆生過剰歯が見つかった

〔症例3〕

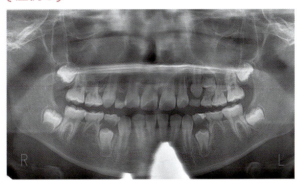

図❸　9歳7ヵ月、女児。5歯欠損が認められた。もっと早く撮影していたならば、C|の抜歯などの処置を行えたかもしれない

骨内の状態を確認します。原因が特定できる場合は処置内容について保護者と相談します。一方、原因が特定できない場合は、経過観察とともに開窓処置や牽引が必要かどうかを検討します。萌出が遅くても、正常な萌出方向に進んでいる場合は経過観察とします（図4）。

この時期の萌出遅延に影響を与えるものとして上顎第1大臼歯の位置異常があり、隣接する上顎第2乳臼歯の遠心根が吸収されることがあります。上顎第1大臼歯が位置異常を起こしても、60％以上は最終的に正常な位置に配列する[2]といわれていますが、萌出スペースの確保や咬合誘導など、治療するうえで上顎第1大臼歯の位置は重要なランドマークです。異常が起こり得るリスクや治療方法を、あらかじめ患児や保護者に伝える必要があります（図5、6）。

4．その他の確認事項

その他に、歯冠の萌出方向やう蝕（歯間部や頬側裂溝）についてチェックします（図7）。

また、この時期に患児のX線写真を保護者に見せると、12歳臼歯の歯胚を指して「これは親知らずの種ですか？」と言われることがあります。そうした質問を受けたら、第3大臼歯の歯胚が石灰化するのは7～10歳ごろになると説明し、10歳以降に歯胚の状況を確認できると伝えます。

○

保護者もわれわれ臨床医も、X線写真に異常がみられなければ、この先もずっと問題は起こらないと思いがちです。しかし、小児の成長というダイナミックな変化のなかでは想定外の異常が発現する場合があります。

これまでの経験から、筆者は最低でも3年ごとにX線写真を撮影し、成長を注意深く観視する必要性を痛感しています。これを踏まえ、定期健診の重要性を保護者に伝えています。　　　　　　［大河内］

【参考文献】
1）日本小児歯科学会学術委員会，山﨑要一，岩﨑智憲，他：日本人小児の永久歯先天性欠如に関する疫学調査．48(1)：29-39，2010．
2）白川哲夫，飯沼光生，福本　敏（編）：小児歯科学　第5版．医歯薬出版，東京，2017．

〔症例4〕

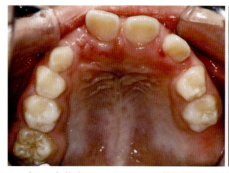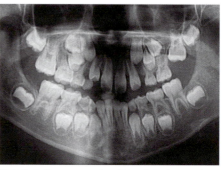

a：6⏌の未萌出は、パノラマＸ線写真上では第２乳臼歯へのロックは認められなかったため、萌出遅延と判断した。拡大床装置による前歯部の拡大を行い、6⏌はおうち矯正の食育を行って刺激を与え、しばらく経過をみることとした

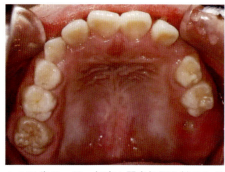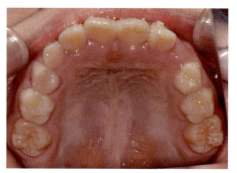

b：11歳０ヵ月。何度か開窓処置を勧めたが、患児や保護者が希望しなかった。前歯部の拡大が終了し、閉鎖型床装置へ移行するタイミングで6⏌が萌出し始めた

c：11歳２ヵ月。6⏌がすみやかに萌出した

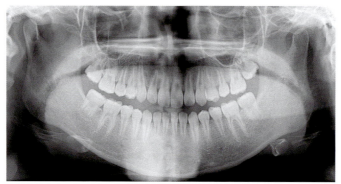

d：14歳２ヵ月。7⏌の萌出も遅れているが、正常な萌出方向に進んでいるため経過観察とした

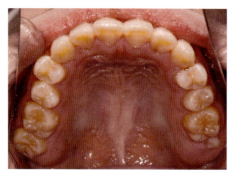

e：15歳５ヵ月。7⏌の萌出により、歯列が安定してきた

図❹a～e　９歳９ヵ月、女児。主訴は叢生。6⏌の未萌出

〔症例5〕

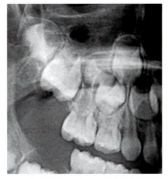
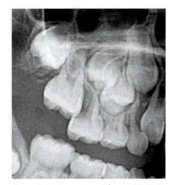

a：初診時。6⏋に位置異常は認められなかった

b：8歳0ヵ月。6⏋に位置異常が認められた

図❺　5歳6ヵ月、女児。6⏋の位置異常

〔症例6〕

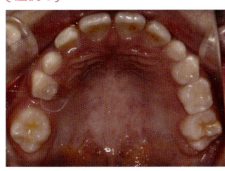
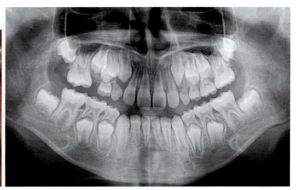

a：初診時。6⏋の位置異常によりE⏋が早期に脱落した

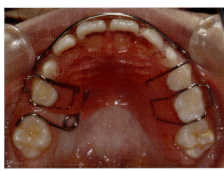
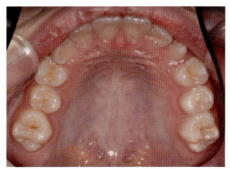

b：床矯正装置を装着し、6⏋の位置異常を治療

c：矯正歯科治療終了後

図❻　8歳3ヵ月、男児。6⏋の位置異常に対して床矯正装置による矯正歯科治療を行った

〔症例7〕

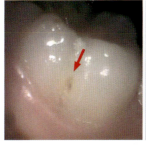
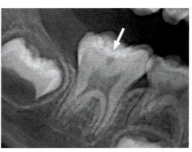

図❼　7歳4ヵ月、男児。萌出直後でも下顎大臼歯部の頰側裂溝は深いことが多く、見落とすとう蝕が深く進行してしまう。触診とX線写真で必ず確認すべきである

❸ 混合歯列期

Question 22　10歳前後のＸ線写真では何を確認すべきですか？

A 犬歯（とくに上顎）の位置異常が認められやすい時期でもあります。あらかじめ位置異常や先天性欠如がわかっていれば対処できる場合があるため、それらを必ずチェックします。

1．犬歯の位置異常

口腔内に異常が認められなくても、顎骨内で位置異常が起こっている場合があります。そのため、必ずＸ線写真を撮影すべきであり、10歳前後であれば、とくに犬歯の位置異常に注意します。Ｘ線写真撮影を怠ると、位置異常の犬歯が前歯の歯根を吸収し、突然動揺を引き起こすことがあります。そうなってから矯正歯科治療の相談を行っても、「なぜもっと

〔症例1〕

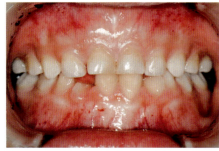
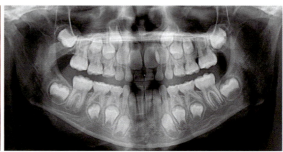

a：初診時のパノラマＸ線写真ではとくに問題はなかった

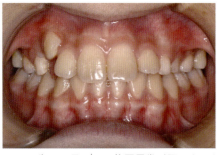
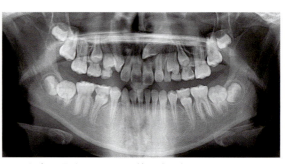

b：12歳6ヵ月。$\underline{3|}$の位置異常が認められた。もう少し早くパノラマＸ線写真を撮影すべきであった
図❶a、b　7歳6ヵ月、女児。$\underline{3|}$の位置異常の発見が遅かった

〔症例2〕

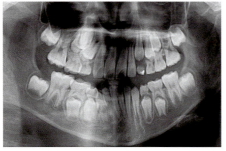

図❷　9歳8ヵ月、女児。$\underline{3|}$が$\underline{5\ 4|}$間に位置異常を起こしていた

〔症例3〕

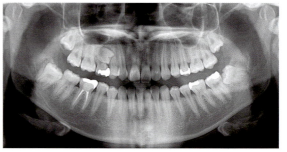

図❸　18歳4ヵ月、女性。混合歯列期にＸ線写真を撮影していれば、$\underline{5|}$の萌出誘導を行えたかもしれない

〔症例4〕

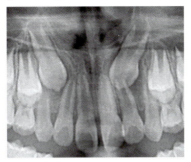
a：初診時

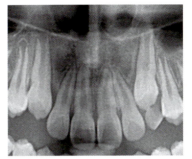
b：10歳2ヵ月、拡大床装置により刺激を与え、3|の萌出を促した

図❹a、b　8歳4ヵ月、女児。3|の位置異常

〔症例5〕

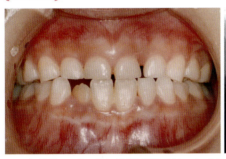 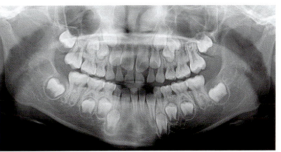

a：初診時。パノラマX線写真では、とくに異常は認められなかった

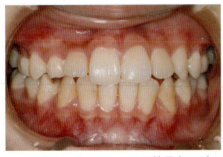 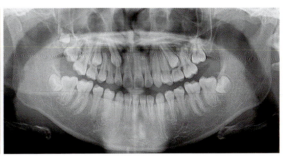

b：13歳9ヵ月。パノラマX線写真で3|の位置異常が認められた。2|の歯根部と重なって唇側に埋伏していた。拡大床装置を使用して3|のスペースを確保しつつ乳歯を抜歯し、おうち矯正の食育で発育刺激を与えた

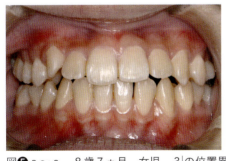

c：16歳5ヵ月。3|はある程度正常な位置に萌出した。本来であれば、もう少し早く位置異常を発見して対処すべきであった

図❺a～c　8歳7ヵ月、女児。3|の位置異常

早く見つけてもらえなかったのか」と保護者は不満を感じてしまいます（図1）。

おうち矯正はあくまでも、矯正装置の使用が必要な異常がないかをチェックしてから行うことが前提です。これらを見つけるためには、X線写真撮影を含めた診査が必要です（図2、3）。

あらかじめ犬歯の位置異常などがわかっていれば、乳歯の抜歯などの処置により、永久歯の萌出を誘導できる場合もあります（図4、5）。近心傾斜した上顎犬歯の咬頭が側切歯中央より遠心にあった場合、

61

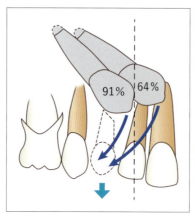

図❻ 先行乳歯の抜歯により、位置異常の犬歯が正常に萌出する割合（参考文献[1～3]より引用改変）

〔症例6〕

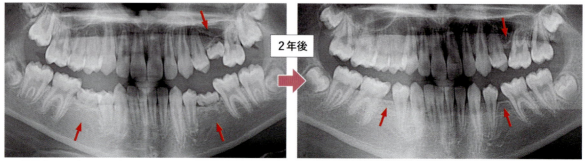

a：5̄|5̄ および |5 は先天性欠如（赤矢印）で、Ē|Ē および |Ē を抜歯して歯列を整えた。左：Ē|Ē および |Ē の抜歯前。右：14歳0ヵ月。Ē|Ē および |Ē 抜歯後の空隙は自然に塞がった

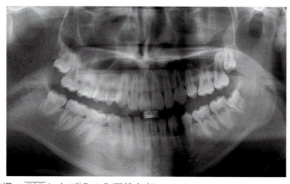

b：18歳2ヵ月。5̄|5̄ および |5 の先天性欠如の空隙は完全に閉鎖された。その代わりに第3大臼歯が萌出することで咬合の補償がなされると安心である

図❼ a、b　12歳0ヵ月、男児。5̄|5̄ および |5 の先天性欠如

先行乳歯の抜歯により1年半後には90％以上が正常に萌出するという報告もあります（図6）[1～3]。こうした処置の時期を逃さないためにも、定期的なX線写真撮影を意識すべきであると考えます。

2．その他に注意すべきこと

この時期に小臼歯の先天性欠如が認められた場合、代行乳歯歯根の吸収の確認が必要です。ケースによっては12歳臼歯の萌出直前に乳歯を抜歯することで空隙部分が自然に閉鎖するため、注意深い観察と判断が求められます（図7）。

また、第2乳臼歯の遠心面や第1大臼歯近心面および頰側裂溝のう蝕を見逃しがちですので注意しましょう。

加えて、この時期も保護者が「親知らずは大丈夫でしょうか？」と心配することが多いので、第3大臼歯の石灰化が開始されてきている像を説明しておくと、安心や信頼に繋がります。

[大河内]

【参考文献】

1) Becker A, Chaushu S: Etiology of maxillary canine impaction: a review. Am J Orthod Dentofacial Orthop, 148 (4): 557-567, 2015.
2) Bishara SE: Impacted maxillary canines: a review. Am J Orthod Dentofacial Orthop, 101 (2): 159-171, 1992.
3) 小野卓史, 小海 暁（監）：矯正歯科のための重要16キーワード ベスト320論文 世界のインパクトファクターを決めるトムソン・ロイター社が選出. クインテッセンス出版, 東京, 2017：190.

Question 23　10歳以上のX線写真では何を確認すべきですか？

❸混合歯列期

A 13歳および16歳ごろにX線写真を撮影し、第2大臼歯の位置異常や顎骨内病変がないかをチェックします。

1．位置異常

大学生1年生（20歳前後）の第2大臼歯の萌出について調査した報告によると、13.3％に異常が認められました[1]。そのうち、約1％が未萌出（図1）、約12％が位置や方向の異常（図2）でした。嚙み合わせの悪い群は、正常な群と比べて異常の発現リスクが男性は3.9倍、女性は3.2倍と高くなり、男女ともに第2大臼歯の萌出異常と不正咬合は関連していると述べられています。

大臼歯は、上顎は遠心頰側方向から、下顎は近心舌側方向から萌出します[2]。それらは、舌や咬筋などの機能によって直立します。萌出後の下顎第2大臼歯は、舌の機能（咬筋機能）によって直立する生理的萌出が起こります（図3）。ただし、ケースによってはすれ違い咬合になったり近心に傾斜することがありますが（図4）、異常が現れても早期に発見し、適切に処置することで悪化を防げます（図5）。

2．顎骨内病変

10歳を過ぎたころから、顎骨内病変が認められる場合があります。

歯原生腫瘍や歯原生嚢胞の年齢別発生頻度は、10代が最大21.9％、20代までが41％と20歳未満が多くを占め、非歯原生の顎骨内病変においても好発年齢です。同様に、歯牙腫の好発年齢も10～20代といわれています[3]。このことから、定期的にX線写真を撮影することで、さまざまな病変を早期に発見でき

〔症例1〕

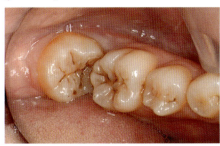
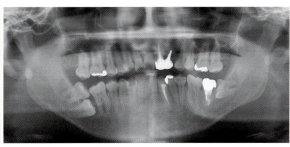

図❶　31歳、男性。7̄が8̄の下に埋伏していた

〔症例2〕

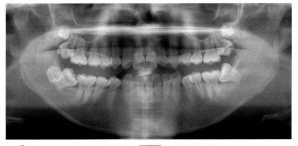

図❷　18歳2ヵ月、女性。7̄|7の近心傾斜

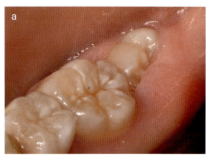
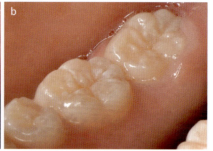

図❸　下顎大臼歯は近心舌側方向から萌出するが（a）、舌などの機能によって直立する（b）

〔症例3〕

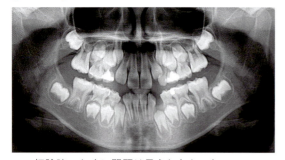
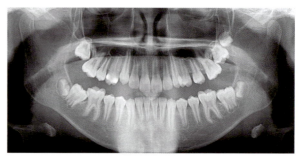

a：初診時。とくに問題は見られなかった　　　　　b：13歳10ヵ月。7|、7|7に近心傾斜が認められた
図❹ a、b　10歳2ヵ月、女児。7|、7|7の近心傾斜

〔症例4〕

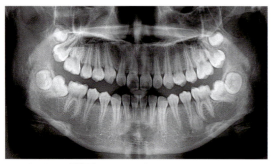
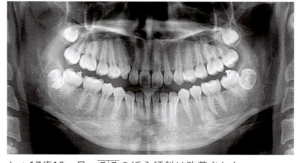

a：初診時。7|7の近心傾斜が認められた　　　　　b：17歳10ヵ月。7|7の近心傾斜は改善された
図❺ a、b　14歳9ヵ月、女子。7|7の近心傾斜。スプリング付き床矯正装置にてアップライトを行った

ると考えられます。

　図6は顎骨内病変の発見が遅れた症例です。結果的に「病気を見つけてもらえてよかった」と保護者から感謝されたものの、もっと早くにX線写真を撮影すべきであったと後悔しました。本症例をきっかけに、13歳ごろのX線写真撮影の必要性を強く感じるようになりました。

　もちろん、本症例は非常に稀です。小児にはパノラマX線写真を撮影してチェックを行わない歯科医師も多いと思われます。しかし、小児の来院数と稀な症例に遭遇する数は比例しません。ある歯科医師は、筆者の講演を聴いてX線写真撮影の重要性を認識し、その直後の診療で小児のX線写真を撮影したところ、偶然にも顎骨内病変を見つけたそうです。

　かかりつけ歯科医院として通ってくれている貴院の小児に発現しないとも限りません。そのため、13歳および16歳ごろのX線写真撮影で早期の発見が望まれます。

［大河内］

【参考文献】
1）大森智栄：大学生における第二大臼歯の萌出状態と口腔内の因子との関係．口腔衛生会誌，65(1)：17-25，2015．
2）白川哲夫，飯沼光生，福本　敏（編）：小児歯科学　第5版．医歯薬出版，東京，2017．
3）日本小児口腔外科学会（編著）：子どもの口と顎の異常・病変　歯と顎骨編．クインテッセンス出版，東京，2019．

〔症例5〕

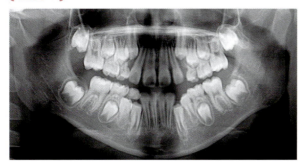

a：初診時。とくに問題は見られなかった

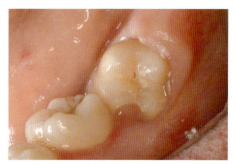

b：14歳6ヵ月。7┐の近心傾斜を認めたが経過観察とし、のちにスプリングを用いた矯正歯科治療を行った

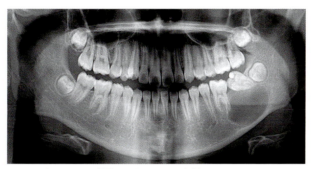

c：15歳7ヵ月。7┐の近心傾斜が改善しなかったためパノラマX線写真を撮影したところ、顎骨内に大きな透過像を認めた。精査・処置を目的に口腔外科を紹介した

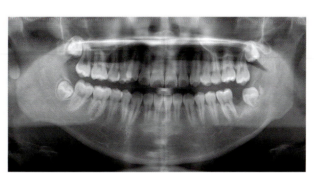

d：16歳1ヵ月。口腔外科にて7┐の抜歯および顎骨内病変摘出後の経過観察中

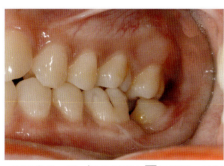
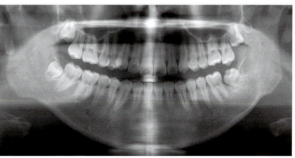

e：18歳8ヵ月。7┐の挺出と8┐の傾斜への対処を提案したが、患児は「何も困っていないのでこのままでよい」と治療を希望しなかったため、経過観察を終了した

図❻a〜e　8歳10ヵ月、女児。14歳時に7┐の近心傾斜を認めたが経過観察とし、X線写真を撮影しなかったことで顎骨内病変の発見が遅れた。もっと早くに対処できていればと後悔が残った

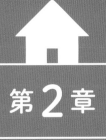

第2章

機能編

Question 01 指しゃぶりやおしゃぶりについてどのように考えればよいですか？

A 3歳以上の指しゃぶりやおしゃぶりは、歯列に大きな影響を与えることを保護者に説明し、早期にやめるよう指導します。

1．指しゃぶり

乳児は生後から原始反射として指しゃぶりを始めます。4ヵ月ごろから手に触れるものを何でも掴み、口に入れてしゃぶる「口遊び」を頻繁に行います（図1）。手指の機能が発達するにつれ、指を口に入れる動作は少なくなり、こうした原始反射は7ヵ月ごろに消失します。

歯列を整えるのは歯根膜です。指しゃぶりをやめられれば、開咬である被蓋関係は、前歯部での咬断運動による歯根膜の活性により改善します（図2）。

指しゃぶりをやめさせるには、子ども自身が選んだ「指人形」を装着させる（図3）などの方法がありますが、指に唐辛子を塗るのは子どもにとってマイナスになるためあまりお勧めできません。悪習癖をやめることが難しくなるケースもあり、多くのアプローチ法を提案して本人に合った指導を行う必要があります（図4）。

2．おしゃぶり

指しゃぶりと異なり、おしゃぶりは保護者の考え方に大きく影響されます。指しゃぶりは本人の努力次第ですが、おしゃぶりは保護者が与えなければやめられます。おしゃぶりを与えると子どもの機嫌がよくなったり、よく眠るなどの効果があり、保護者にとっては役立つアイテムです。低年齢のうちは利点のほうが大きいかもしれません（図5）。

しかし、指しゃぶりやおしゃぶりと乳歯の嚙み合わせとの関係を調べた研究によると、2歳児では吸指群（指しゃぶり）で出っ歯（上顎前突）が、おしゃぶり群で開咬が高頻度にみられ、5歳児ではこの傾向がさらに増大したと報告されています[1]。そのため、習慣の長期化、とくに3歳を過ぎてもおしゃぶりを使用し続けると歯列に大きな影響を与えること

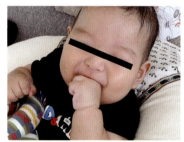
図❶　0歳5ヵ月、男児。指しゃぶり

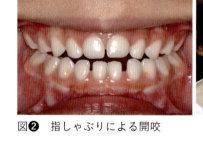
図❷　指しゃぶりによる開咬

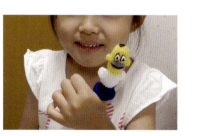
図❸a　自分で選んだ指人形を装着するように指導する

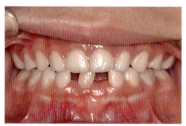
図❸b　早期に指しゃぶりをやめると開咬が改善する

〔症例〕

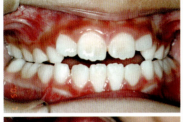
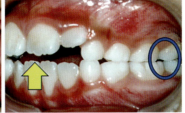
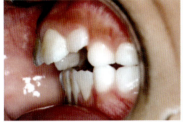
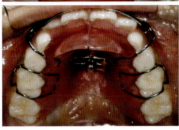

a：初診時。開咬および下顎体が後退したAngleⅡ級1類の不正咬合。上顎前歯は乳犬歯間に4前歯が並んでおらず、叢生を発症していた。また、下顎に対して上顎骨の狭窄も認められた

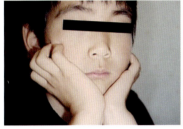
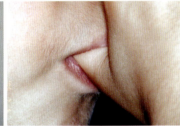
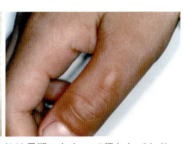

b：問診により、要因は頬杖と指しゃぶりであるとわかった。指しゃぶりは長期にわたって行われており、親指には吸いダコが認められた。ともに悪習癖であり、改善する必要があるため、指導の前に必ず写真などの記録を残しておく

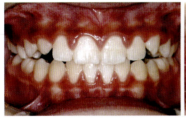
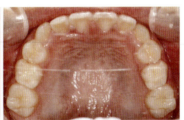

c：11歳1ヵ月。叢生、開咬および上顎前突は解消した

図❹a〜c　8歳8ヵ月、男児（混合歯列前期）。頬杖と指しゃぶりによる叢生、開咬および上顎前突。悪習癖に対しておうち矯正と並行し、舌の突出と指しゃぶりを防御するタングホールドを付与した拡大床装置を装着した。感覚の鋭敏な口蓋部が床に覆われるだけでも指しゃぶりは軽減する

利点	欠点
・精神的安定 ・簡単に泣きやむ、静かになる ・入眠がスムーズになる ・母親の子育てのストレスが減る	・習慣性になりやすい ・長期間使用すると噛み合わせが悪くなる ・子どもがどうして泣いているのかを考えないで使用する ・あやす、言葉がけ、ふれあい、発語の機会が減る

図❺　おしゃぶりの利点と欠点。おしゃぶりの広告などに使用されている「鼻呼吸や舌や顎の発達を促進する」は、現時点で学問的に検証されていない（参考文献[2]より引用改変）

を保護者に伝えておくのも、かかりつけ歯科医の役割です。

おしゃぶりには成長に合わせたサイズがあるため各メーカーが指定するものを使用し、幼稚園に入園する前には卒業しましょう。　　　　　　　　　　[鈴木]

【参考文献】
1）米津卓郎,他：非栄養学的吸啜行動が小児の咬合状態に及ぼす影響に関する累年的研究．歯科臨床研究, 2(2)：50-57, 2005.
2）小児科と小児歯科の保健検討委員会：おしゃぶりについての考え方．https://www.guide.metro.tokyo.lg.jp/trouble/tsume/pdf/06_02.pdf（2024年12月2日最終アクセス）

Question 02 おうち矯正でも指しゃぶりをやめられないときはどうすればよいですか？

A 矯正装置を使った矯正歯科治療の必要性を患児と保護者に説明し、選択肢を与えることが必要です。

　指しゃぶりが4歳以降も継続すると、歯列への影響が大きくなり、舌突出癖などの他の悪習癖が出現することがあります。指しゃぶりをやめても、年齢によっては歯列の歪みが成長とともに改善されないこともあります。その場合は、おうち矯正だけでなく矯正装置を使った矯正歯科治療が必要になることを患児と保護者にあらかじめ伝えておきます。矯正装置により歪んだ歯列を本来の歯列に改善し、正し

〔症例1〕

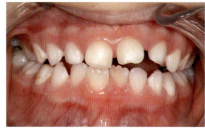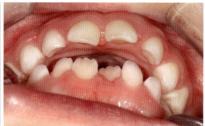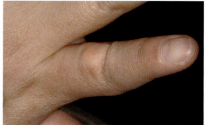

図❶a　5歳10ヵ月、女児。初診時。指しゃぶり指導を開始した

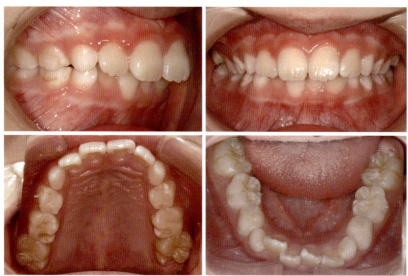

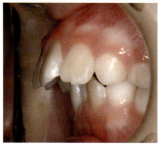

図❶b　7歳6ヵ月。7歳になった時点で指しゃぶりをやめられたが、やめた時期が遅かったことで上顎の狭窄と下顎の後退を認め、歯列への影響がみられた。正常な成長へ戻すにはおうち矯正の食育のみでは改善しないため、機能的マウスピース装置（トレーナー）の使用を開始した

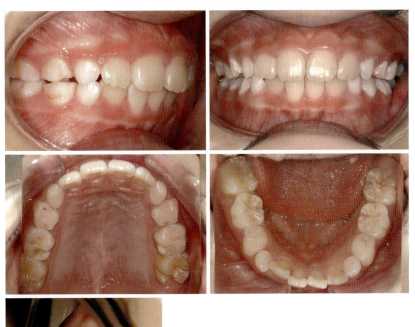

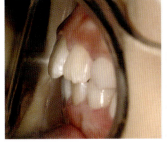

図❶c　7歳11ヵ月。トレーナーの使用開始から5ヵ月。上下顎歯列が拡大され、前歯部の突出がなくなった。同時に下顎が前方へ誘導された。上顎の狭窄で下顎が後方に押し込まれていたこと（いわゆる靴の原理：第4章Q12参照）が解消され、正常な咬合誘導が行われたと考える

〔症例2〕

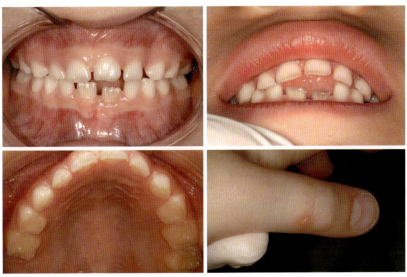

図❷a　6歳6ヵ月、女児。初診時。指しゃぶり指導を開始した

い成長へと誘導できることもあります（図1）。また、このように説明しておくと、患児や保護者の安心が得られます。

　指しゃぶりをやめようと本人は最大限努力しているのに、何らかの理由でやめられない場合があります。図2のような症例は、原因を探っても不明であったり、家庭環境やその他の理由から改善できないことも散見されます。

　「なぜ？」を考えて治療するのは必要ですが、努力に依存した指導をしつこく続けてしまうと、患児

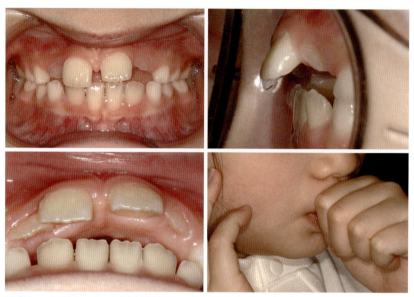

図❷b　8歳1ヵ月。昼間は指しゃぶりをやめられたが、夜間はやめられなかった。顎偏位も認められるため、トレーナーの使用を開始した

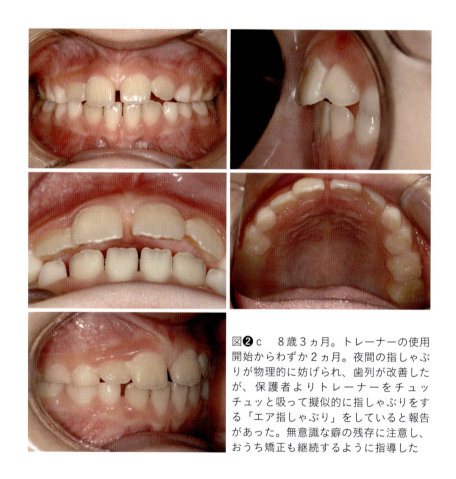

図❷c　8歳3ヵ月。トレーナーの使用開始からわずか2ヵ月。夜間の指しゃぶりが物理的に妨げられ、歯列が改善したが、保護者よりトレーナーをチュッチュッと吸って擬似的に指しゃぶりをする「エア指しゃぶり」をしていると報告があった。無意識な癖の残存に注意し、おうち矯正も継続するように指導した

や保護者を追い詰めることになり、かえってストレスを与えてしまいます。結果的に指しゃぶりが悪化したり、最悪の場合、来院が途絶えるといった逆効果になることもあります。

プランAがうまくいかない場合のプランBを用意することで、患児や保護者の心理的負担を減らして継続的な信頼関係を築き、咬合育成のゴールへ導けるような指導を心がけることが、かかりつけ歯科医の役割であると考えます。　　　　　　［大河内］

Question 03 食育の咬断運動とは何ですか？

A 咬断運動とは、前歯を使って嚙み切る咀嚼運動の1つです。おうち矯正の食育では、歯列の発達だけでなく顔面の育成のために必要な運動です。

1．咬断運動とは

咬断運動とは、前歯を使って嚙み切る咀嚼運動の1つです。咬断運動をするために、舌は食塊を保持する作用が働きます。そして、舌を動かす際には、舌骨上筋群と舌骨舌筋群の筋系が働きます。

食事中に筋系の活性化で生じる血流量の変化による皮膚表面温度の経時的変化をサーモグラフィーで測定しました（図1）。すると、筋系の活性化に伴い、該当部の皮膚の血流量が増加して表面温度が上昇しました。さらに、咬断後の組織の変化も測定しました。食事中に舌が動くと、口腔周囲や舌骨上筋群、舌骨舌筋群のみならず、頸部や胸部に及ぶ筋系に活性化が見られました。口輪筋は頰筋を起始としていますが、頰ばかりか表情筋も活性化し、顔面や額まで作用が及びました。すなわち、前歯を使って嚙み切る咬断運動は、顔面頭蓋から頸部や胸部にまで波及する運動なのです。

咬断運動は、舌と同様に食塊を保持するために口唇を活性化させます。前歯で食物を嚙み切ると口唇を閉鎖する力が加わり、咀嚼運動を終えて嚥下するまで口唇閉鎖力は持続します。

咬断運動は、おうち矯正では基本的な指導です。顎の育成や歯軸の変化、正中離開・被蓋関係の改善は、咬断運動をすることで歯根膜を活性化させた結果によるものです。

2．咬断運動と顔貌

咬断運動は特別な動作ではありません。正常な前歯部歯列を育成している子どもは、無意識に咬断運動をしています。

大きく切った食材の料理を前歯でかじって食べるのが咬断運動の基本です。歯で嚙む力だけでなく、かぶりつくときの唇にも力が入ります。さらに、飲み込むときは唇と口輪筋に協調運動が起こります。これら無意識の筋の活性化が、顔貌を変えていくのです（図2、3）。

咬断運動は歯列のみならず、顔貌の回復にも大きく関与します。軟組織を活性化させ、よりよい顔貌に育成することが、おうち矯正の目的です。

3．咬断運動と被蓋関係や歯冠長径

混合歯列前期の不安定な前歯部歯列の状態を「み

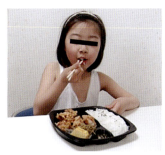
a：食事の様子

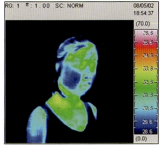
b：食事前

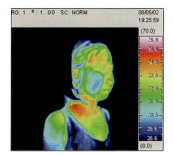
c：食事後30分

図❶a～c　食事中に筋系の活性化で生じる血流量の変化による皮膚表面温度の経時的変化をサーモグラフィーで測定した。口腔周囲のみならず、舌骨上筋群と舌骨舌筋群、頸部や胸部に及ぶ筋系に活性化が見られ、その効果は食後まで続いた

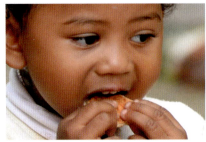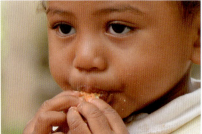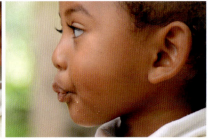

図❷ 咬断運動は上下顎前歯の運動と考えがちだが、実は口唇や頬筋、舌との協調運動である。かぶりつくためには、下顎体を前方に移動しているはずである。写真の子どもは特別に意識して食べているわけではなく、日ごろから前歯を使った食べ方をしていれば、口腔周囲筋も活性化する

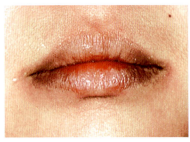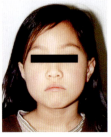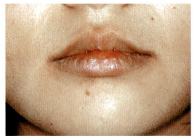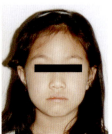

a：8歳1ヵ月時　　　　　　　　　　　　　　　　b：8歳9ヵ月時

図❸ a、b　口唇および顔貌の比較。口唇を使って口腔周囲筋が活性化されると人中もはっきりし、顔面の表情も変化する

〔症例1〕

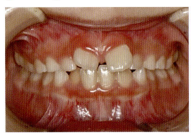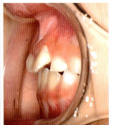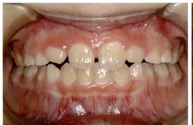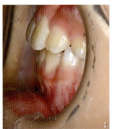

a：2014年5月　　　　　　　　　　　　　　　　b：2015年5月（左）、12月（右）

図❹ a、b　咬断運動により 1|1 の歯軸の傾斜が整い、捻転が改善した

〔症例2〕

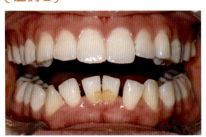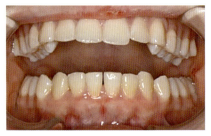

a：拡大直後　　　　　　　　　　　　　b：拡大後7ヵ月経過

図❺ a、b　拡大床装置にて拡大後、咬断運動により下顎前歯部の歯軸の傾斜が改善した

にくいアヒルの子時代」と呼びます（第1章 Q18参照）。まだ成人の歯列に発達していないため、アンバランスな状態です。おうち矯正のみ、あるいは歯列が不安定で拡大床装置を併用している場合のいず

れにおいても、咬断運動で歯根膜を活性化することで歯列が整直し、咬合が安定します（図4～6）。
　また、上下顎前歯の垂直的な被蓋の正常値は2mmとされ、上顎前歯部の形態における歯冠長径と歯冠

〔症例3〕

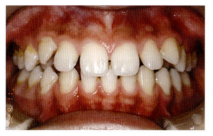
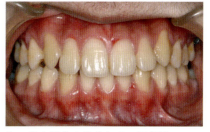

a：拡大直後　　　　　　　　　　　　　b：拡大直後より1年6ヵ月経過

図❻a、b　拡大床装置にて上下顎を拡大後、咬断運動により前歯部の歯軸の傾斜が改善した

〔症例4〕

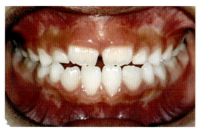
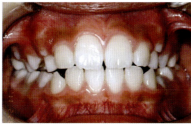
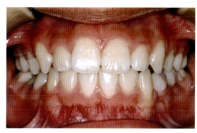

a：2008年6月　　　　　　b：2011年2月　　　　　　c：2012年2月

図❼a〜c　咬断運動により経時的に前歯部の被蓋関係が深くなってきた

〔症例5〕

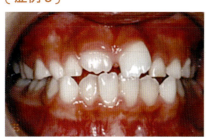
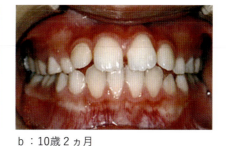

a：7歳2ヵ月　　　　　　　　　　　　b：10歳2ヵ月

図❽a、b　7歳2ヵ月。歯冠長径と歯冠幅径の比の変化

幅径の比は10：7が理想です。臨床的に垂直的被蓋関係や前歯部の形態が理想に近ければ、咬断運動が正しくなされていると解釈します（図7、8）。

4．おうち矯正の目的

統計的に子どもの40％が叢生を発症するといわれていますが、発症するグループと発症しないグループの違いは何でしょうか。それは、後者の子どもが歯列を育成させる正しい機能を備え、正常な歯列を得られたからです。

歯列を育成させる正しい機能に導くことが、おうち矯正の指導の目的です。正しい機能を得るために、生物学的機能療法（バイオロジカルな治療）によって改善させるのがおうち矯正です。

言葉にすると特別な指導が必要に感じますが、日常生活で会得できる指導内容と考えてください。ただし、患児や保護者はこれまでの生活から、歯列が育成できる生活習慣に変えなければ効果を得られません。日常的な習慣を変えるのはたいへんなことです。習慣を変えられず、おうち矯正でも効果が得られなかった場合は矯正装置を使用した治療法などに変更することを、あらかじめ患児や保護者に伝えておきましょう。

［鈴木］

Question 04 食育には何が必要ですか？

A 前歯の咬断運動、臼歯の臼摩運動を促す食材の選択と調理の工夫が必要です。食事を流し込む食べ方にも注意します。

1．咬断運動の基本

発育葉（切歯結節）は、前歯の咬断運動により咬耗します。発育葉の消失は、咬断運動が正しく機能し、発育刺激が歯列に加わった証となります。子どもの60％は叢生を発症せず、普通に食事をして発育葉が咬耗します。叢生の有無にかかわらず、子どもの大半は朝・昼・晩に食事をしていますが、なぜこのような差が生じるのでしょうか。

結論からいうと、前歯でかぶりつく食事をしていたかどうかの違いです。

たとえば、乳幼児は離乳食期になるとスプーンを使って食べるようになります。保護者が離乳食を乗せたスプーンを差し出すと、乳幼児は大きな口を開いて自分からスプーンにかぶりつきます。これを繰り返し、咬断運動の反射を会得するのです（図1）。

乳幼児は離乳食を口唇で捕食しますが、「スプーンを口元に持っていくところから捕食するまでの時間」が大切です。忙しい保護者は、乳幼児がかぶりつくのを待たずに口の中へスプーンを入れてしまうため、咬断運動の反射が起きません。食べることは運動です。ちょっとした動作が本能的な咬断運動の会得を阻害するため、注意する必要があります。

保護者が乳幼児と過ごす楽しい食事の時間は短いものですが、長い付き合いの第一歩となります。

しばらくすると手づかみ食べができるようになりますが、食物を手で摑んで口へ運ぶ動作も咬断運動の基本です（図2）。

2．食育

食育の基本は前歯でかぶりつける食材の選択と調理法だけです。特別な訓練はないため、咬断運動の指導に迷う必要はありません。ただし、食材を指定

すると指導の内容が限定されるため、注意する必要があります。「フランスパンがよい」と指導すると、保護者はフランスパンに固執してしまいます。同じ動作であれば、ハンバーガーやオープンサンドなど、調理法を工夫すると料理の幅が広がります。

食材の調理法にしても、「ゴロッと大きく切る」と指導すれば、いろいろな料理が保護者の頭に浮かぶでしょう。子どもは、食材が大きければかぶりつきます。串揚げは大きく切り、おにぎりなら海苔をたくさん巻き付けましょう（図3）。

前歯を使う咬断運動は、協調運動により歯根膜をとおしてさまざまな筋系が機能しています。顔面や頭頸部全体を活性化して食事をしているのです。

子どもが前歯を使わない原因の一つに、保護者が食べやすい料理ばかりを与えていることが挙げられます。食材を小さく切ったり、軟らかくせずに、咀嚼回数を増やす調理法を選択すると、子どもの咀嚼の訓練になります。

図4は、スイスの食堂で撮影した写真です。子どもが食材にかぶりつけば口元が汚れるのは当たり前です。隣にいる母親は口元が汚れても気にせずに、食後に口元を拭く準備をしていました。食事は運動です。子どもの発達を妨げないような環境作りが必要です。

環境作りという点では、食卓にお茶や牛乳、水などの飲み物を置くことが問題になる場合があります。食材をあまり嚙まずに飲み物で流し込んでしまう食事方法になるため、岡崎好秀先生は「水洗式の食事」と呼んでいます[1]。嚙むことで唾液が分泌され、食物を飲み込みやすくしますが、飲み物で水分量を多くすると嚙む必要がなくなるため、咀嚼回数が減

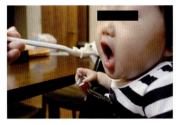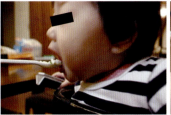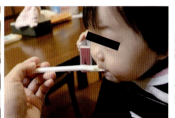

図❶ 離乳食を乗せてスプーンを差し出すと、乳幼児は大きな口を開いて自分からスプーンにかぶりつく

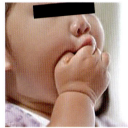

図❷ 手づかみ食べ

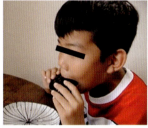

図❸ 食材が大きければ、子どもは自然とかぶりつく

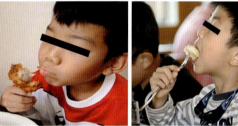

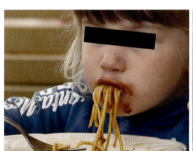

図❹ スイスの食堂にて。パスタを頬張る子ども（左）と食後に口元を拭く準備をする母親（右）

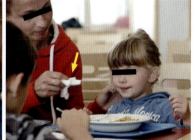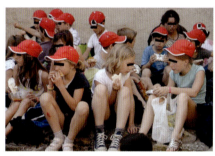

図❺ 遠足中のフランスの子ども。よく噛んで唾液を分泌させると、飲み物がなくても乾燥したパンが食べられる

少します。唾液の分泌量を増やすには、無意識によく噛む食事が望ましいです（図5）。そのため、飲み物を与えるのは食前か食後にしましょう。

3．食物アレルギー

近年、アレルギー症状をもつ人が多くなりました。子どもが特定の食べ物を嫌がる原因は食べ物の好き嫌いではないかもしれません。食物アレルギーによって特定の食材を拒否している場合もあるので、「好き嫌いなく食べさせる」という考えに固執しないように注意する必要があります（図6）。

4．「いただきます」と「ごちそうさま」

現代では夫婦の半数以上が共働きです。母親にとって子どもの食事を作って食べさせることは大仕事です。子どもに食事を与える時間が休憩であった時代と大仕事になっている現代とでは、両者の環境はまったく異なります。

現代社会では多くの人が忙しい環境に身を置いています。食事のときに「いただきます」や「ごちそうさま」と、子どもに言わせているでしょうか。日

- 苦い
- まずい
- 口が痛い
- 口唇が痒い
- 舌が痒い
- 喉の奥がイガイガ、ピリピリ

図❻ 口腔アレルギー症状

本だけでなく、こうした風習は多くの国でみられます。「いただきます」は、私たちが生きるために他の生物の命をいただいていることに感謝を込めた言葉です。「ごちそうさま」は、食事の用意に多くの人が奔走してくれたことに感謝する言葉です。

楽しい食事は家庭の雰囲気を明るくします。歯列だけの問題ではありません。日本人の細やかな心遣いが食を取り巻く環境にも表れているのです。栄養学なども大切ですが、環境作りを含めた歯科的な食育を提案することも、われわれが果たすべき役割であると考えます。　　　　　　　　　　　［鈴木］

【参考文献】
1）岡崎好秀：世界最強の歯科保健指導 上巻 診療室から食育まで．クインテッセンス出版，東京，2017．

Question 05 食育のモチベーションを上げるには？

A 食育の目的は「よい顔を育てる」ことで、結果的に歯列にもよい影響が現れます。一連の効果を多角的に伝えるアプローチが有効です。

1. 目標をもたせる

情報化社会のなか、学校やマスメディアなどで「しっかり咬もう」と提唱されていますが、「頭ではわかっているけど忙しくて生活のなかに取り入れるのはなかなか……」と保護者からよく言われます。そのような保護者へ一方的に指導を行っても、かえってストレスを与えることになります。そこで、どうすれば取り入れてもらえるかをかかりつけ歯科医として考える必要があります。

一般的に、具体的な目標をもつことは人を成功に導きやすいといわれています。そこで筆者らは「嚙むことでよい顔になる」と指導しています。なぜなら、保護者はよい顔になる理由に関心があるからです。説明する際は、「大きな食材を前歯でかじって奥歯でしっかりすり潰すと、顎の発育が促されてよい顔になる」と具体的に伝えるのがポイントです。

こうした指導が小児や保護者のやる気を引き出し、食事を楽しむことに繋がれば、おうち矯正の治療以上の価値があると考えます。

2. 顔に人工歯の歯根を当てる

実感が伴わないと、小児の協力を得るのは困難です。そこで筆者らは、小児が見て、触って、実感できる「ショータイム」を実践しています。たとえば、有根の上顎中切歯の人工歯を患児の顔の該当部に当てます（図1）。すると、小児も保護者も「歯ってこんなに長いのか！」と驚きます。これにより、歯根が鼻の下まで位置しており、嚙むことは上顎骨や中顔面にまで影響を与えていることを伝えやすくなります。X線写真や模型でも説明できますが、自身の顔を使って視覚的に訴えることで顎骨と歯の関係をイメージしやすくなり、その驚きがモチベーションへと繋がります。

3. 発育葉の変化を見せる

萌出した前歯の切端部のギザギザ（発育葉・切縁結節）が気になると、保護者から相談を受けることがあります（図2）。このギザギザは、食事の際の前歯咬断による咬耗ですり減り、その多くは自然に消失します（図3）。ただし、小学校高学年で消失していない場合は、咬断の作用が十分ではない可能性があり、上顎骨に対する発育刺激の不足や、口輪筋の不活性が懸念されます。上顎骨への発育刺激は顎顔面頭蓋筋の活性化に繋がり、ひいては上顎骨・中顔面の発育を促します。そのため、この時期は小児の前歯部の状態を丁寧に観察しましょう。

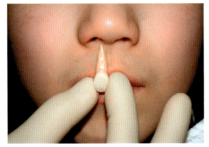
図❶ 有根の上顎中切歯の人工歯を患児の顔の該当部に当てて見せる

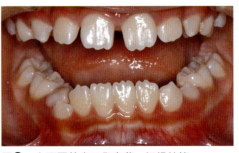
図❷ 上下顎前歯の発育葉・切縁結節

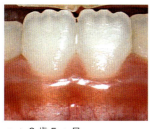
a：8歳5ヵ月

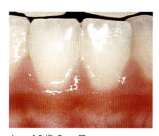
b：10歳2ヵ月
図❸a、b　発育葉のすり減り

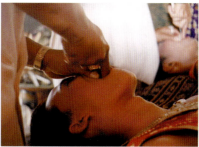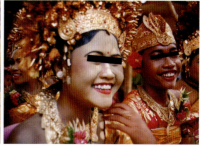
図❹　ポトン・ギギ。左：やすりで歯を削る。右：儀式を終えた若者たち

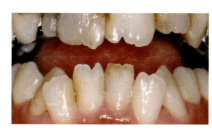
図❺　38歳、女性。重度の開咬のため、前歯の発育葉が残存している

余談ですが、インドネシアの古い慣習に、成人式で前歯をやすりで削る「ポトン・ギギ」という儀式があります（図4）。宗教的な意味合いをもついわゆる通過儀礼でわれわれと目的は違いますが、成人になっても前歯のギザギザが残っているのは「何かおかしい」（図5）という感性は、古くからあったのかもしれません。

4．歯軸の変化

25～40万年前にホモ・サピエンスが誕生し、縄文人が現われてから16000年が経過しました。長い時間をかけて人類は大きく進化してきましたが、なかでも食環境はここ100年で劇的に変化しました。

葛西一貴教授（日本大学松戸歯学部）は、歯の植立と咀嚼機能のかかわりについて「下顎臼歯部の歯列幅径と歯軸の傾斜は縄文人に比べて現代日本人のほうが幅径は狭く、歯軸は舌側傾斜している」と述べています[1]。また、縄文人の小児の大臼歯は現代日本人と同様に舌側傾斜しており、萌出後は徐々に頬側方向に直立することで、結果として歯列幅径が増加するとしています（図6）。つまり、現代日本人は食環境により咀嚼機能（咀嚼回数、咀嚼力、咀嚼運動様式）が脆弱化しており、それが歯の植立状態に影響を与えているのです。よって、成長期に歯軸を直立させるアプローチを行うことで、歯列幅径の成長の後押しは可能になります[2～5]。

臨床実感として、早期の下顎叢生について相談さ

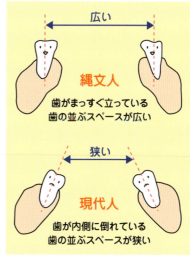
図❻　歯の植立と咀嚼機能のかかわり。縄文時代人と現代日本人の比較（オーラルアカデミー「床矯正・矯正治療のバイオセラピー 食育」より転載）

れる患児と保護者の多くは、患児の下顎臼歯部が内側傾斜しています。咬合の安定を目指すには、やはり噛む機能を獲得する必要があります。

5．歯軸の変化は咬合の安定に影響する

矯正歯科治療の最中に、おうち矯正の介入による咬合の変化を確認できることがあります。拡大床装置による矯正歯科治療の目的は基本的に傾斜移動ですが、併せておうち矯正を行うことで咬合が活性化し、顎骨の成長および歯軸の整直を促します（図7）。

歯は歯根膜に支えられていますが、歯が機能している部位の歯根膜は厚くなり、咬合関係にも影響を及ぼします。歯根膜は、側方の圧力より垂直の圧力の抵抗のほうが大きいとされ[6]、垂直の圧力に対する抵抗や形態的な影響によって歯軸が整直していき

〔症例1〕

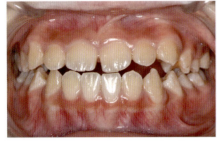
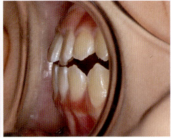

a：12歳4ヵ月。側方拡大装置による拡大直後。犬歯の歯軸がよくないため、マルチブラケット装置を提案した。しかし、本人が希望しなかったため、閉鎖型床装置を保定のために使用しながら、おうち矯正で咬合の改善を図った

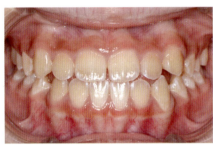
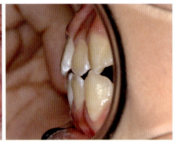

b：12歳9ヵ月。食育をメインとしたおうち矯正で歯軸の改善が認められた

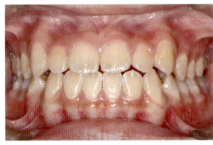
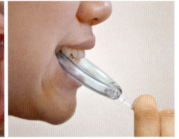

c：16歳3ヵ月。食育の継続が難しく、咬合が完全ではないため、パナリング（オーラルアカデミー）の使用を追加して咬合の改善を図った

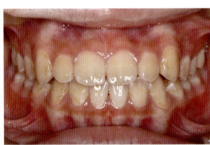
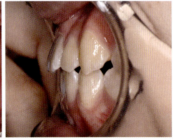

d：17歳0ヵ月。咬合が安定した

e：18歳0ヵ月。おうち矯正により咬合が安定し、マルチブラケットによる矯正歯科治療が不要になったことを、本人も保護者も喜んだ

図❼ a〜e　12歳4ヵ月、女児。反対咬合および叢生

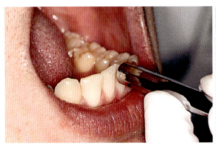
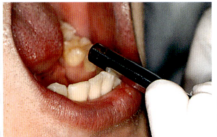

図❽　患者説明時に水平的・垂直的な力を歯に加え、体感してもらうと理解が深まる

ます。垂直の圧力とは咬合力のことです。おうち矯正では、この咬合力をいかにコントロールするかがポイントとなります。

こうした内容を説明する際、実際に患児の歯に水平的・垂直的な力を加えて体感してもらうのも、テクニックの1つです（図8）。

6. 成長する時期を逃さない

6〜10歳までの前歯部（犬歯間幅径）は、上下顎

〔症例2〕

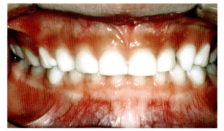
a：初診時

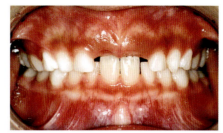
b：7歳5ヵ月

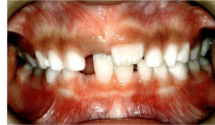
c：7歳7ヵ月

d：8歳3ヵ月

図❾ a～d　6歳11ヵ月、男児。前歯の萌出期におうち矯正で食育を行い、顎骨の成長を促した

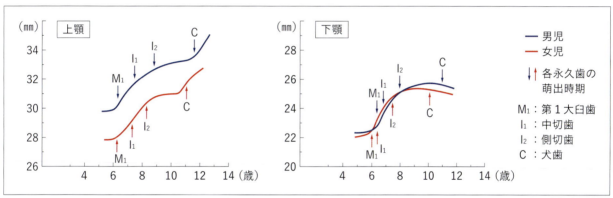

図❿　乳犬歯歯間幅径の成長曲線（参考文献7）より引用改変）

とも4年間で約4mm成長します。年平均1mmという顕著な成長期といえます。したがって、成長のための発育刺激を与える必要があります（図9、10）。

咬断運動は口輪筋を活性化させます。口輪筋が不活性の場合は口角下制筋により口角や口裂が下垂し、不緊張の場合は口輪筋に停止する表情筋も不活性となり、眼瞼が下垂して顔全体が緊張感のない貧相な顔貌になります。食事の際の前咬みは、顎骨のみならず口輪筋も発達させ、表情筋を緊張させることでよりよい顔の育成に繋がります。

成長する時期を見逃さないコツは、保護者の話によく耳を傾けることです。「歯磨きをさせてくれない」「下の歯の裏側から歯が生えてきた」「乳歯の叢生」「歯が大きい」「前歯のギザギザ」といった相談が寄せられたときは、指導のチャンスです。患児や保護者が不安に思っているときこそ、適切な指導に

よりモチベーションが上がりやすいため、タイミングを逃さずに説明しましょう。　　　　［大河内］

【参考文献】
1）葛西一貴，川村 全：歯の植立と咀嚼機能とのかかわり．歯界展望，99(6)：1376-1382，2002．
2）Kasai K, Kawamura A: Correlation between buccolingual inclination and wear of mandibular teeth in ancient and modern Japanese.Archives of Oral Biology, 46(3): 269-273, 2001.
3）Hayashi R, Eisaku K, Kasai K: Three-dimensional changes of the dental arch form and the inclination of the first molars: Comparison between crowding-improvement and crowding-aggravation groups. Orthodontic Waves, 65(1): 21-30, 2006.
4）堀川早苗：同一小児における側方歯群部の歯列，歯槽部，口蓋の成長発育に関する累年的研究—乳歯列期から永久歯列期まで—．歯科学報，92：1409-1516，1992．
5）石川雅章，斎藤美紀，他：中国人女児双生児の歯列，顎・顔面頭蓋の成長発育に関する研究 口蓋三次元形態の発育と遺伝的安定性．小児歯科学雑誌，38(5)：1053-1060，2000．
6）覚道幸男，他（編）：図説歯学生理学．学建書院，東京，2007．
7）Moorrees CFA: Normal Variation in Dental Development Determined with Reference to Tooth Eruption Status. J Dent Res, 44: 161-173, 1965.

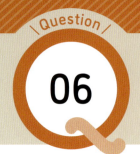

Question 06 おうち矯正の介入と身体の成長にはどのような関係がありますか？

A おうち矯正の介入時期は乳歯列期からです。
永久歯萌出期は、性差を含めて身体が成長する時期に個人差があることを考慮に入れながら、「おうち矯正で対処できるか」を考える必要があります。

　おうち矯正の治療対象を考えると、最も有効な期間は乳歯列期で、その目的は発育不全の歯列を育成することです。難しいことはありません。統計的には子どもの60％は叢生を発症していません[1]。一方、叢生を発症している40％の子どもを発症していないグループのように歯列を正しく育成する指導が求められますが、それには特別な指導法はありません。叢生を発症していない子どもは無意識のうちに歯列を育成できているため、正しい永久歯列になるのが自然の摂理なのです。不正咬合になる環境は、歯列に対して発育刺激がなかったことも、原因の一つとして考えられます。

　また、おうち矯正には2つの制限があります。
　1つは「歯列の育成に時間がかかる」こと、もう1つは「保護者の協力」です。おうち矯正の指導は、反応をゆっくりと待つ必要があります。そのため、指導可能な期間がどの程度残されているのかが、たいへん重要です。この期間が確保できない場合は、上顎のみおうち矯正の指導を行い、下顎は拡大床装置を使用して施術する場合もあります。

1．乳歯列期～混合歯列前期

　「乳歯がいつ生えてきたのか」を記憶している保護者は少ないでしょう。そのために、子どもの成長を記録する母子健康手帳があるのです。
　乳幼児の下顎乳前歯は、男児は8ヵ月、女児は9ヵ月に萌出します。乳歯列期の始まりで、子どもの第一次性徴期です。下顎乳前歯の萌出が平均より早い子どもや遅い子どもがおり、成長には個人差があります。そのため、下顎乳前歯の萌出開始時期は、子どもの成長を知るうえで大切な記録となります。
　幼児は6歳ごろから下顎乳前歯は永久歯に交換して混合歯列前期になります。個人差は問題ありませんが、早期に下顎乳前歯が萌出した子どもはすべての成長の開始時期が早まり、萌出が遅いと成長は遅れます。なお、第1大臼歯は6歳ごろに萌出することから6歳臼歯と呼ばれますが、下顎乳前歯の萌出が遅い子どもは6歳臼歯の萌出も遅くなります。
　乳前歯は垂直方向に萌出しますが、永久歯は前方傾斜して萌出し、下顎体外側面のオトガイが発達してきます（図1）。これは、ヒト・ホモサピエンスである最大の特徴です。ゴリラや化石人類であるネアンデルタール人のオトガイは未発達です（図2）。
　また、子どもと大人の顔は目や鼻、口、顎の間のバランスが異なりますが、7～8歳ごろの中顔面（眉毛から鼻下まで）の著しい発達により、とくに目から鼻の距離が伸びて大人の顔貌へと変化します（図3）。そのため、おうち矯正をメインに行う期間は乳歯列期～混合歯列前期までです。

2．10歳ごろ

　10歳ごろになると乳犬歯は永久犬歯と交換し、子どもは第二次性徴期を迎え、身体的・精神的に成長します。反抗期になるのも精神的な変化です。この時期に、少年や少女は青年へと成長します。
　このころに唯一の性差が生じます。女子は犬歯の萌出と同時に成長を開始しますが、男子は開始時期が2年ほど遅れます。さらに、反対咬合における骨格性の問題も顕著に現れます。手足の骨や下顎骨は長管骨であるため、身長が伸びている時期はこれらの骨も成長します。したがって、おうち矯正の指導や処置のみでは対処できなくなります。

3．12歳以降

　12歳になると、第2大臼歯が萌出します。佐藤貞

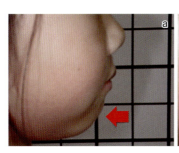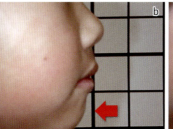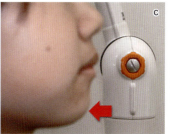

図❶ オトガイの発達の推移。6歳からオトガイが発達する
a：5歳、b：7歳、c：9歳

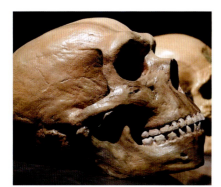

図❷ ネアンデルタール人の頭蓋骨。オトガイが未発達

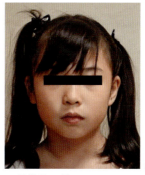

・7歳5ヵ月

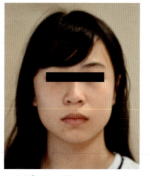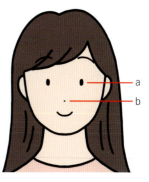

・14歳11ヵ月

図❸ 子どもの顔と大人の顔の比較。とくに目（a）から鼻（b）の距離が異なる

勝先生は、第2大臼歯が萌出すると初潮が始まると報告されています[1]。また、Proffit の書籍[2]では、身長の伸びが鈍化し始めたときに第2大臼歯が萌出すると記されています。

男子は13歳ごろから変声期（声変わり）に入ります。変声期は身長の伸びが著しい時期と一致し、3ヵ月から1年間ほど続きます。そして、男子は17歳、女子は14歳まで成長します。

身長が高い13歳女子の母親から「身長は伸びているが、まだ初潮がない」と相談を受けたことがあります。その際に、筆者が「基本は婦人科の問題ですが、まだ第2大臼歯が萌出していません。自宅で母子健康手帳に記載された下顎前歯の萌出時期を確認してください。おそらく、乳歯の萌出も1歳以降と遅いのではないでしょうか」と答えると、「よくわかりますね」と変なところで褒められました。

男子と女子とでは成長が異なります。反対咬合の患者さんが14歳の女子であれば骨格の成長のピークは過ぎていますが、男子は17歳ごろまで下顎の過成長に留意すべきです。たとえば、20歳の女優は14歳の少女を演じることはできます。しかし、20歳の男優は14歳の少年を演じることはできません。女性は男性より成長の開始が早いからです。

歯を通して成長の過程を想定する、歯科医師特有の歯牙年齢という考えがあります。単に乳歯が永久歯に生え変わるのではありません。身体が成長して永久歯が生える時期に達したため交換するのです。これらを踏まえて、咬合育成に対する診断をすべきであると考えます。　　　　　　　　　　［鈴木］

【参考文献】
1）厚生労働省：平成17年歯科疾患実態調査結果について．https://www.mhlw.go.jp/topics/2007/01/dl/tp0129-1g.pdf（2024年12月2日最終アクセス）
2）佐藤貞勝，佐藤まゆみ（監）：歯科臨床のための前半期の萌出と咬合―萌出順序の実際―．クインテッセンス出版，東京，2010．
3）William R.Proffit，作田 守，高田健治（訳），：プロフィトの現代歯科矯正学．クインテッセンス出版，東京，1989．

Question 07 悪習癖を見分けるにはどうすればよいでしょうか？

A 口腔内の歯列だけでなく、顔貌や唇の状態、姿勢などにも注目し、それらを記録して診査・診断することが必要です。

　乳歯列期における不正咬合の原因の40％は、口腔習癖といわれています。

　幼児期は保護者の目の届く範囲に子どもがいるため、注意していれば口腔習癖を発見できます。しかし、口腔習癖の減少率はわずかです。こうした状況は、保護者が問題ではない口腔習癖と錯覚しているか、何が問題なのかがわかっていないと考えられます。口腔習癖から不正咬合を発症している場合は、何を注意すべきなのかを伝えるのが、おうち矯正の指導です。このような指導により、口腔習癖を起因とする不正咬合の発現を阻止できます。

　歯科医師のみなさんは、カナダの脳神経科医・ペンフィールドのホムンクルス（図1）を大学で学んだと思います。ペンフィールドのホムンクルスは、感覚野と運動野の感受性の比を生体に置き換えて示した図です。感覚野と運動野の双方に、手や指、唇、舌が大きく描かれています。これらの部位は感覚が鋭敏であるため、悪習癖を発現しやすいことが想定されます。

　正しい機能があれば、生体は正常な形態となります。その反面、持続的な負の機能が働けば、生体はそれに適した形態になります。さらに、負の機能は口腔に対して内と外から力が働きます。口腔内の力（内力）は舌機能や口腔周囲筋など、口腔外の力（外力）は身体の姿勢や指しゃぶり、頬杖などの悪習癖が挙げられます。これら負の機能を正常に戻す指導も、おうち矯正の1つです。そのためには口腔内だけでなく、顔貌や唇の状態、姿勢などにも注目し、記録を残して診査・診断することが重要です。

1．顔貌をみる

　悪習癖で注目すべき1つに、顔貌の診査があります。診療室内で顔貌写真を撮影するときに、多くの子どもは「お利口さん」の顔をします。普段から口が開いている子どもも、撮影時には口を閉じようとします。しかし、無理に口を閉じると、オトガイ部に梅干しのような皺ができます。これが「ポカン口」の証です（図2）。ポカン口は、口呼吸や低位舌を引き起こす厄介な悪習癖です。正しい成長はリップシールおよび鼻呼吸が基本であり、口腔機能においては唇や舌が大きな役割を担っています。

　ポカン口を発症させる原因には、外因性と内因性があります。

　外因性の原因は、口唇閉鎖機能の低下や閉口反射が失われていることが考えられます。生理学では口蓋に舌背を付けると口が閉じる反射刺激があるため、実際に患児に手本を見せて、納得してもらいます。

　おうち矯正では、リットレメーター（オーラルアカデミー）などで口唇閉鎖機能を計測して診査し、必要に応じてトレーニングを行います。

　内因性の原因で疑われるのは低位舌です。舌圧が低い場合は外舌筋の不活性を疑います。診査には、

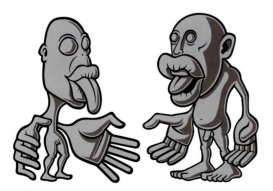

図❶　左：感覚野のホムンクルス、右：運動野のホムンクルス（イラスト：ヒロ・コジマ）

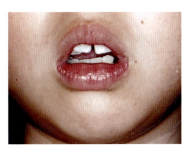
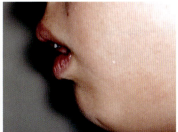

a：普段の口の状態

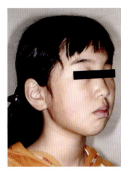

図❷　ポカン口

b：口を閉じると口腔周囲筋の緊張が見られ、オトガイ部に梅干しのような皺ができる。このような場合はリラックスさせて普段の口の状態を撮影することが必要

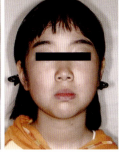

図❸　ガムトレーニング

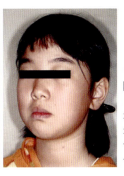

図❹　たんたんめーたー（オーラルアカデミー）

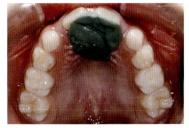

図❺　あげろーくん（オーラルアカデミー）

ガムトレーニング（図3）や「たんたんめーたー」（オーラルアカデミー：図4）を用いて、簡易的に舌圧を測定できます。舌圧が低い場合は、ガムトレーニングや「あげろーくん」（オーラルアカデミー：図5）などのトレーニング器具を使用します。

なお、日常の悪習癖は改善が難しい場合もあるため、本人に合ったトレーニングを指導しましょう。

2．「なぜそうなったか？」を考える

不正咬合の原因を見つけることが診査です。

図6、7はともに開咬です。図6の患児には舌癖があり、嚥下の際に歯列弓から舌が突出しています。図7の患児には指しゃぶりの習癖があり、親指に吸いダコが認められました。

不正咬合の原因は、図6の患児は舌が暴れていることで発症し、図7の患児は指しゃぶりによるものです。どちらも上顎前歯が突出していますが、舌が突出している場合は下顎の歯列が唇側に、指しゃぶりの場合は舌側に倒れることが多いため、これらの特徴は診断材料の1つとなります。

不正咬合の診査は「なぜそうなったか？」を考え、舌機能を観察するところから始まります。前歯に指が入るのも舌が突出するのも、開咬になることには変わりません。持続的な負の力により、歯列が変化します。

単純に、指導して指しゃぶりをやめられれば開咬は改善します。その変化を撮影し、記録しているかどうかが重要なのです（図8）。

なお、指しゃぶりをしていても必ず開咬になるとは限りません。開咬にならないケースもあります（図9）。指しゃぶりが与える力の方向や頻度により、口腔内に与える影響はさまざまです。

歯科医師は「なぜ不正咬合が発症したのか」答えを求めています。しかし、人間はプラモデルではありません。生体に合った反応を示します。「指しゃ

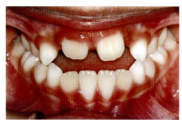 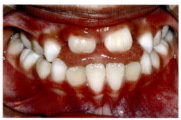

図❻　低位舌および舌突出癖による開咬

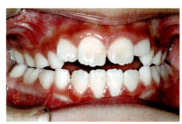 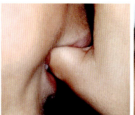 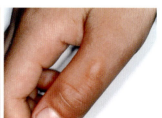

図❼　指しゃぶりによる開咬

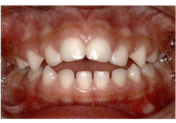 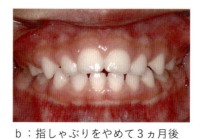

a：指しゃぶりをやめられた　　　b：指しゃぶりをやめて3ヵ月後
図❽　指しゃぶりをやめてからの変化を撮影し、記録を残すことが重要

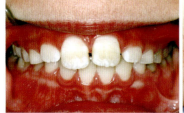 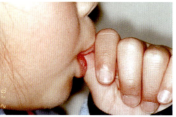

図❾　指しゃぶりをしていても開咬にならないケースもある　　図❿　下顎前歯の離開

ぶり＝開咬」と定義したがるのが歯科医師ですが、生体反応は一様ではないことを認識すべきです。

　また、指しゃぶりがみられる患児が嚥下したときに、舌が突出していないか必ず診査します。指しゃぶりによる開咬は、舌突出癖が誘発されることがあります。悪習癖に対する生体の反応は複雑です。正確な診査・診断が求められます。

3．その他の特徴的な悪習癖

　下顎前歯が離開しているケースでは、どのような悪習癖が考えられるでしょうか（図10）。

　機能性が原因の反対咬合では、低位舌によって下顎前歯が離開することが多く認められます。反対咬合ではない場合は、舌突出癖や物理的な何かで下顎前歯を押し出していることもあります。「爪で下顎前歯を引っ張る」「布を前歯で噛んで前に引っ張る」なども考えられます（図11）。筆者はいろいろな習癖に遭遇してきましたが、われわれが想像もしないような習癖が隠れている場合があるため、注意深く観察や問診を行う必要があります。

　また、舌にも多様な悪習癖があり、「唇を舐める」「下唇を咬む」といったケースもあります（図12）。

　図13の症例の上顎歯列弓は前歯が突出し、下唇が腫れていますが、これは咬唇癖によるものです。下唇は咬むと赤く腫れます。顔貌を撮影し、口唇の状態や悪習癖の状況などを記録しておくことも、おうち矯正の一環です（図14）。　　　　　［鈴木］

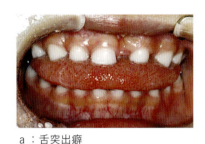
a：舌突出癖

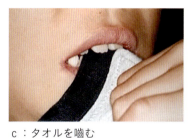
b：爪で下顎前歯を引っ張る

c：タオルを噛む

図⓫ a〜c　下顎前歯が離開している症例でみられる悪習癖の例

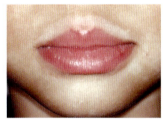
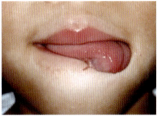
a：唇に異常がある場合、咬唇癖の他に唇を舐める癖などもある

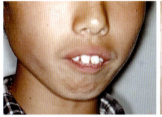
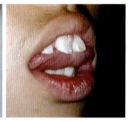
b：舌の突出癖や下唇を咬む癖により上顎前歯が突出

図⓬ a、b　舌の悪習癖

〔症例1〕

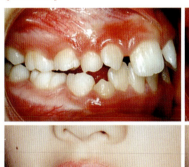
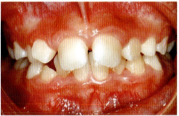
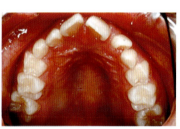
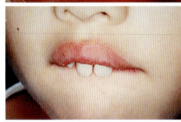
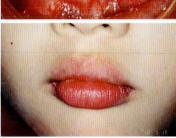

図⓭　咬唇癖により上顎前歯が突出。下唇が赤く腫れていた

〔症例2〕

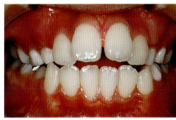
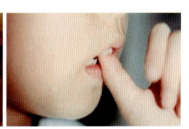
a：初診時。指で上顎前歯を外側に押していた

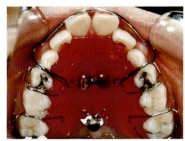
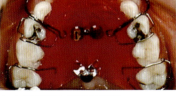
b：側方拡大装置を装着

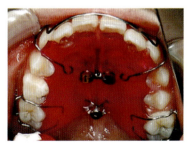
c：10歳8ヵ月

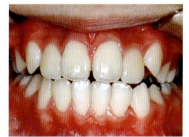
d：同、拡大直後

図⓮ a〜d　9歳8ヵ月、女児（混合歯列後期）。主訴は開咬。1|1 が突出していたが、年齢的におうち矯正単独では対応できないため、矯正装置を併用した。上顎前突の発症を防ぐには、もっと早い時期に来院してもらい、悪習癖を改善すべきであった

Question 08 姿勢について何に気をつけるべきでしょうか？

A 立位だけでなく、座位の姿勢にも注視しましょう。
猫背にならないように足のつく椅子に座って背筋を伸ばし、
左右のバランスに注意した姿勢を保つように指導します。

1．姿勢を観察する

まず始めに小児の姿勢を観察しましょう。人の頭の重量は約5kgあります。頭位が重力や重心と一致せず前方にあれば、身体は倒れてしまいます。倒れないために姿勢で補償し、バランスをとっています。

頭位の前方傾斜は、バランスをとるために下顎が後退される力がかかりやすくなります。そして、猫背とも関係します（図1）。

頭位の前方移動は脊柱に負担をかけ、猫背は脊柱に負担をかけます。猫背により生体のバランスが崩れると上半身の重心が変化し、頭部が前方へ突出して姿勢制御を行い、頭位が下がって気道を圧迫します。つまり、姿勢は呼吸にも関与するのです。

猫背には脊柱猫背タイプや骨盤猫背タイプがあり、骨盤の歪みから発生することもあります。大人の骨盤前傾型猫背（図2）は立ち仕事や子育て中の長時間の抱っこ、かかとの高い靴をよく履くなどの環境で多く認められ、骨盤後傾型猫背（図3）は長期の

スマートフォンの操作やデスクワーク、腹筋の低下、老齢による筋力の低下などで内臓と気道が圧迫されて呼吸に影響が及ぶと、慢性の酸素不足になります。

また、肩の位置では前肩型、円背型、首なし型、顔出し型に分類されます（図4）。頭位が前方にあると身体の重心と地球の重力が一致しないため、腕で補償してバランスを維持するようになります。

猫背により顔貌や呼吸などに生理的変化が生じます。そして、さまざまな生体の変化による影響が歯列に関与して、不正咬合を発症させる要因になります。これは一般論であり、すべての子どもに当てはまるわけではありません。ただし、低年齢からの悪習癖が継続されると、不正咬合を発症させる要因になり得ると頭に入れておく必要があります。

悪習癖を知るためには整体学を学ぶ必要があります。顎顔面も身体の一部であり、互いに影響しあってバランスをとっていることを考慮すべきです。本書はあくまでそれを知るきっかけにすぎません。

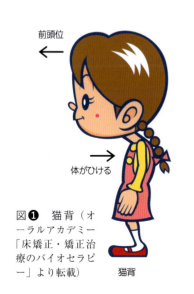

図❶ 猫背（オーラルアカデミー「床矯正・矯正治療のバイオセラピー」より転載）
猫背

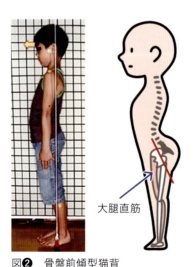

図❷ 骨盤前傾型猫背

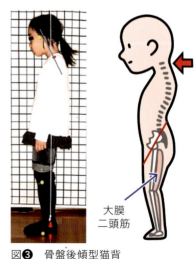

図❸ 骨盤後傾型猫背

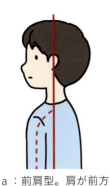
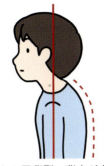
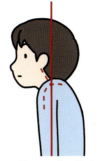
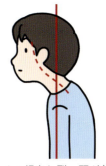

a：前肩型。肩が前方に出ている　　b：円背型。背中が全体的に丸まっている　　c：首なし型。首が見えづらくなっている　　d：顔出し型。頭が前方に出ている

図❹ a〜d　猫背の肩の位置による分類

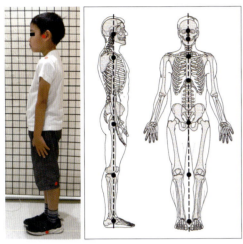

図❺　立位の姿勢を横から撮影（左）。体のバランスのとれた状態（右）との比較（右はオーラルアカデミー「床矯正・矯正治療のバイオセラピー」より転載）

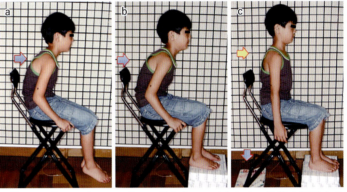

図❻　a：椅子に座ってもらい、足を床につけたときの姿勢を観察する。b：足がつかないときは足置きを設置する。c：猫背の場合は椅子の後方に雑誌などを挟み、座面を5cm上げて前方へ傾斜させる。椅子が前へ傾くと、前かがみのままでは倒れてしまうため、バランスをとろうする姿勢反射で猫背は改善する。お金がかからず実践できる方法である

2．姿勢の写真を撮影する

　悪習癖の発症を発見するのは難しいため、立位の姿勢を横から撮影します。女子は耳に髪がかからないように調整します。写真ができたら、耳・肩・腰・膝・足の中央にポイントを置いて直線で結びましょう（図5）。重力の線と一致していれば問題ありません。重力の線より前方移動をしていたら前傾傾斜であるため、姿勢に関する指導が必要になります。こうした検査の内容はすべて記録を残しましょう。

3．椅子に座った状態を観察する

　家で小児が椅子に座った際、足が床についているかどうかを問診しましょう。ついていない場合は、身体が不安定になります。

　猫背で椅子に腰かけると、立位の1.85倍の圧力が椎間板にかかるともいわれます。また、人の頭の重量は約5kgですが、頭位を前方に15°傾けただけで頸椎に約12kgの負担がかかり、60°傾けると約27kgの負担になります。

　前述のとおり、頭位の前方移動や猫背は脊柱に負担をかけます。腹部を圧迫して呼吸に変化を来し、小児の成長に大きく関与します。そのため、椅子には深く座り、背もたれに寄りかからないようにしましょう。膝を90°に曲げられる高さに足置きを設置し、机と身体の間にこぶし1個分の距離をとると、よい姿勢になります（第1章Q14参照）。

　診療室では足が床についているときの姿勢を観察し、猫背の場合は改善方法を指導します（図6）。

4．左右のバランスに注意する

　姿勢をみる際は前後だけでなく、左右のバランスにも注意が必要です。左右の顎位や頭位のバランスが悪い場合は、とくに注視しましょう。

　背骨がさまざまな原因で彎曲してしまう側弯症は、学校保健法により学校検診が義務づけられ、立位検査や前屈検査によって簡易的に検査できます（図

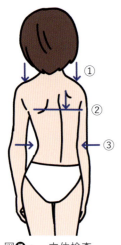

図❼a　立位検査

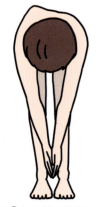

図❼b　前屈検査

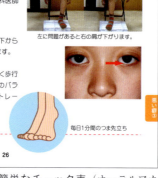

図❽　身体のバランスについての簡単なチェック表（オーラルアカデミー「床矯正・矯正治療のバイオセラピー」より転載）

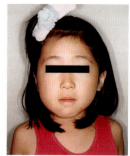

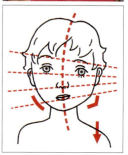

図❾　顔写真を使用した片噛みの判定（下図は参考文献[1]）より転載）

7）。成長期に全身写真を撮影することは、このような姿勢がもたらす問題の発見に繋がります。

　また、脊柱だけではなく、股関節の問題もありますが、これも簡易的に検査できます。

　まず、椅子に軽く腰かけます。次に、足先を反対側の膝に乗せて膝を軽く下に押します。股関節に問題がなければ身体は傾きません。図8に記載の症例では、右の膝を押しても身体は傾きませんでしたが、左の膝を押すと身体が傾きました。この結果から、左の股関節に問題があることがわかりました。問題のある箇所を発見し、それが不正咬合の原因と考えられる場合は、専門医に紹介することも必要です。

　また、足を組む、食事のときに身体を左右どちらかに傾けて食べる（左手が膝に乗っている場合が多い）、鞄などの重いものを片方の手だけで持つなどの悪習癖は状態を悪化させることがあるため、図8のような簡単なチェック表を使って診査し、歯科医院で指導します。

　偏咀嚼（片噛み）によって左右のバランスが悪くなった場合は、なぜ片噛みが発症したかを考えなければなりません。顔写真で判定できます（図9）が、オクルーザー（ジーシー：図10）を使用して咬合バランスを測定する方法もあります。

　片噛みをしていると、噛んでいる側の咬筋が活性化して顔貌が非対称になります。さらに、身体も傾斜をしている場合は片噛みを疑います。

　顔貌が非対称の患児には、「いつも、どちら側で噛んでいる？」と問診してみましょう。

5. 姿勢を正すことが基本

　日常生活の姿勢と頭位に留意しましょう。姿勢を正しくすることが、正しい成長の基本です。

　最近では小学生のころからスマートフォンを日常的に使用しています。小学生（10歳以上）で自分用のスマートフォンを持っている子どもの割合は

〔症例〕

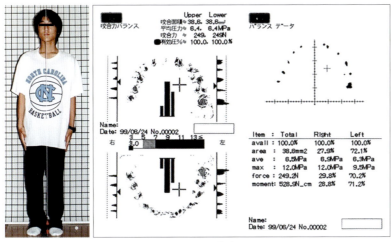

a：1999年6月。傾斜した左側に咬合力が偏位していた

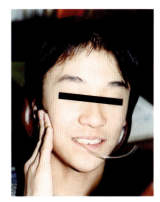

b：咬合力が減退している右側でチューブを嚙ませて咀嚼訓練を行って歯根膜が活性化し、咬合バランスが改善した

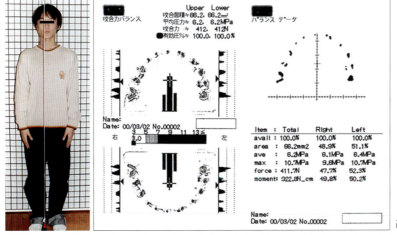

c：2000年3月。身体の傾斜も改善した

図❿ a〜c　初診時（1999年6月）の立位は身体が左側に傾斜していた。オクルーザー（ジーシー）を使用して咬合バランスを測定した

70.4％に達し、そのうちの57.4％が1日3時間以上インターネットを利用しているのが現状です[2]。

こうしたスマートフォンの利用状況は、ストレートネックを引き起こすといわれています（図11）。また、「最近、お子さんは目の検査をしましたか？」と尋ねると、保護者は敏感に反応して話を聞く体勢に入ってくれます。最近は子どもの視力の低下が話題に上りますが、スマートフォンなどの画面を間近で見ることも視力や姿勢を悪化させる原因の1つと考えられます。目を画面から30cm以上離し、30分に1回は目を休めることが推奨されています。

問題が発生してからではおうち矯正の処置は限定的になります。おうち矯正における予防的な考えでは、まずは悪い姿勢を早期に発見し、それを引き起

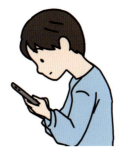

図⓫ スマートフォンを覗き込む姿勢

こしている環境をよい環境に正すことが基本です。

［鈴木］

【参考文献】
1）鈴木設矢：床矯正・矯正治療の手引き．弘文堂，東京，2002．
2）こども家庭庁：令和5年度 青少年のインターネット利用環境実態調査 調査結果（速報）．https://www.cfa.go.jp/assets/contents/node/basic_page/field_ref_resources/9a55b57d-cd9d-4cf6-8ed4-3da8efa12d63/fc117374/20240226_policies_youth-kankyou_internet_research_results-etc_09.pdf
（2024年12月2日最終アクセス）

Question 09 負の外力とおうち矯正の関係は？

A 悪習癖によって外力が加わることで、不正咬合の病態は変化します。
たとえば、負の外力である頬杖を見つけ出し、
指導することもおうち矯正の一環です。

　人間の身体には200以上の骨とそれを上回る数の関節があり、それらを使って全身のバランスをとっています。バランスを保つには、地球の重力と身体の重心が一致していなければなりません。これらに相違があれば、身体を正しい状態に保てません。そして生体は、これを一致させるために何らかの方法で補おうとします。

　整体学では、重力と重心を一致させない要因は体癖（人間の感受性の癖を表す概念）にあり、身体の重心の偏りや腰椎の歪みなどとともに、人間の生理的・心理的感受性（体質、体型、性格行動規範、価値観など）が相互に作用して悪習癖として現れるとしています。この考え方に立てば、不正咬合を発現させる形態的な原因だけでなく、生理的・心理的感受性に関する改善が必要であると理解できます。

　悪習癖を解消するには、発症させる要因を見つけ出す必要があります。そして、原因が心理的深層から生じるものなのか否かを見極めるために、歯科医師は名探偵にならなければなりません。悪習癖から病態を見つけ出すのではなく、病態からどのような悪習癖があるのかを導き出すのです。

　悪習癖による外力により、不正咬合の病態は変化します。この「負の外力」がどのように作用しているのかを導き出さなければなりません。変化した歯列に矯正歯科治療を行っても、負の外力を正さなければ本質的な改善とはならないため、これを見つけ出し、指導することもおうち矯正の一環です。

　頬杖などの負の外力は、力が加わる部位によって不正咬合の病態が変化するため、悪習癖を患児や保護者に自覚してもらうことが大切です。

　端的にいうと、上下顎歯列弓に負の外力が加わると鞍状型に変形し、これが下顎体を後退させる力になればAngleⅡ級になります。負の外力がどこに作用するかが問題で、力が加わる部位によって影響の受け方も変わります（図1～5）。

　ここまで頬杖などの悪習癖が歯列弓の変形を引き

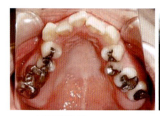
a：上顎歯列弓

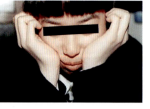

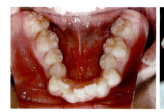
b：下顎歯列弓

図❶a、b　頬杖による上下顎歯列弓の変形

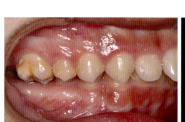

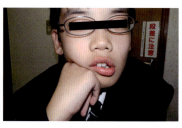
図❷　頬杖により下顎骨に負の外力が加わり、臼歯のすれ違い咬合を発症した

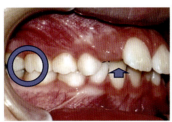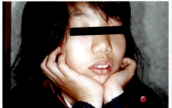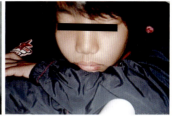

図❸　負の外力が下顎を後退させる方向に加わると、下顎体は後退する。負の外力が加わる部位によって病態は変化する

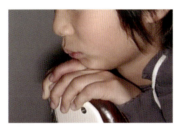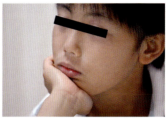

図❹　下顎を後退させる頬杖の例

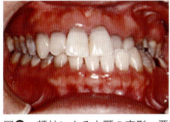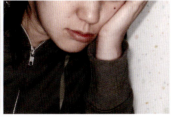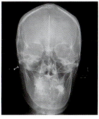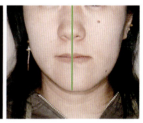

図❺　頬杖による上顎の変形。悪習癖から病態を探すのではなく、病態から悪習癖を探し出す。顔貌（正面観）から首の傾斜が認められれば、頭位の傾斜を補償するために頬杖をついて上顎骨を支えていることを疑う。また、姿勢のバランスも注視する。負の外力で顎骨の変形を発症する可能性に留意すべきである

〔症例1〕

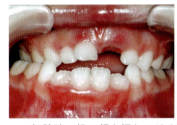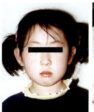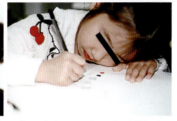

a：初診時。机に顔を押しつける習癖があり、臼歯の交叉咬合および下顎の偏位が認められた

b：9歳2ヵ月。おうち矯正に加え、上顎に拡大床装置を併用して改善した

図❻a、b　7歳9ヵ月、女児。机に顔を押し付ける習癖による不正咬合

〔症例2〕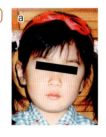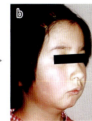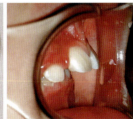

図❼　主訴は顔が悪くなったので、治してほしい。a：幼稚園児のころの顔貌。b：初診時。下顎が後退し、上顎前突が認められた。患児は小学校に入学してから読書が好きになり、寝ながら本を読んでいた。視力が悪くならないように読書灯を枕元に置いたところ、枕に顎を乗せて読書するようになり、これが原因の1つと考られる

起こす原因になると述べました。では、なぜ患児は頬杖をつくのでしょうか。

人の頭の重量は約5kgあります。頭位が重力や重心と一致せず前方にあれば、身体は倒れてしまいます。そこで、頭を支えるために頬杖をつくのです。

この悪習癖により慢性的に力が加わると、歯列弓は変形します。また、机や枕などに顔を押し付ける習癖も歯列弓や顎骨を変形させる要因となるため、睡眠時の枕や姿勢にも注意が必要です（図6、7）。

［鈴木］

Question 10 舌癖にはどのような診査や訓練が有効ですか？

A ガムトレーニングが有効です。
ガムトレーニングは、低位舌に対する訓練や異常嚥下癖への嚥下訓練の他に、舌の運動機能や筋力の診査などに応用が利くトレーニング法です。

1. 舌を知る

舌の運動は授乳期から始まり、それ以降もさまざまな因子の影響を受けて変化すると考えられています。舌の正しい姿勢位（ポスチャー）や動きは、上顎歯列弓の成長や安定して維持するために必要な機能です。

歯は、舌筋と頰筋のバランスがとれた位置に並びます。このことは、咀嚼時の臼歯と舌の関係を図式化すると理解しやすいです（図1）。舌が機能しないと、頰筋と舌筋の力のバランスが崩れます。下顎の臼歯は生理的に舌側寄りに萌出しますが、舌の機能と咀嚼により歯軸が整直します（図2）。

舌は筋肉の塊で、舌骨や下顎骨に起始している外舌筋と、舌の上部を占める内舌筋に分かれます。舌の上部には舌尖・前舌・後舌の筋が走行しています。低位舌で外舌筋の舌圧が低下すると舌を正しい位置に維持できないため、内舌筋により舌を安定させることができず、舌が暴れてしまいます。舌背が口蓋に付かないときは、舌は暴れている状態です。内舌筋は舌の形を整え、外舌筋により舌を動かします（図3、4）。

舌が正しく機能しなければ、歯や歯列に「負の外

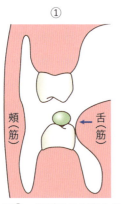
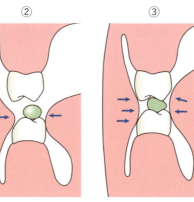

図❶ 咀嚼時の臼歯と舌の関係

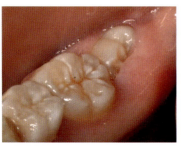

a：下顎臼歯が舌側寄りに萌出

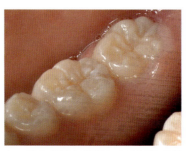

b：舌の機能と咀嚼により歯軸が整直した

図❷ a、b　下顎臼歯の歯軸の改善

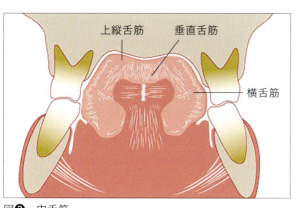
図❸ 内舌筋

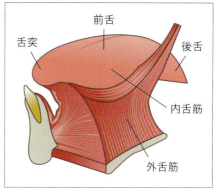
図❹ 舌の構造

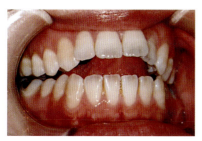
図❺ 舌尖部だけが口蓋に付いている

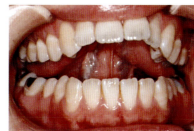
図❻ 舌背が口蓋全体についている（右はオーラルアカデミー「床矯正・矯正治療のバイオセラピー」より転載）

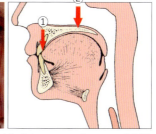

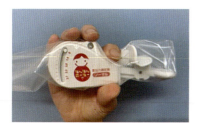
図❼ たんたんめーたー（オーラルアカデミー）

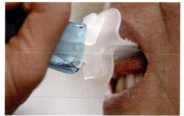
図❽ あげろーくん（オーラルアカデミー）

力」を与えてしまい、歯列を乱して不正咬合を発症させます。

では、なぜ舌背が口蓋に付かないのでしょうか。そこには、外舌筋と内舌筋が関係しています。

外舌筋は舌の位置や運動を担う筋系で、舌骨や下顎骨に停止しています。内舌筋は形を変える筋肉で、起始・停止はありません。外舌筋に舌圧がなく、舌の形を整えられない状態で内舌筋が動くと舌尖部と奥舌が作用し、舌尖部だけが暴れます。生理学では、舌背を口蓋に接すると口腔粘膜が刺激され、閉口反射が働いて口唇は閉鎖するとされています。確かに嚥下時に舌は口蓋と接し、口唇は閉鎖しています（図5、6）。口腔機能においては、唇よりも舌が主役なのです。

舌圧は、たんたんめーたー（オーラルアカデミー：

表❶ 健常者における舌圧の標準値と目安（参考文献[1]より引用改変）

年代	標準値（kPa）	目安（kPa）
成人男性（20〜59歳）	45±10	35〜
成人女性（20〜59歳）	37± 9	30〜
60歳代高齢者	38± 9	30は欲しい
70歳以上高齢者	32± 9	20は必要

図7）で測定できます。一般的に、表1の目安の舌圧が必要です。舌圧が顕著に低ければ、あげろーくん（オーラルアカデミー：図8）を使用したり、ガムトレーニング[2]などでトレーニングすると外舌筋の舌圧が高まり、舌背を口蓋に付けられるようになります（図9）。

正常な舌の姿勢位（ポスチャー）は、舌背を口蓋

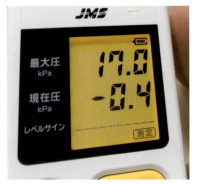 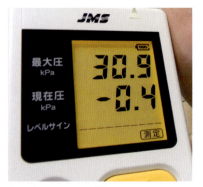

a：トレーニング前　　　　　　b：トレーニング後

図❾　舌のトレーニング前およびトレーニング後の舌圧測定（成人女性）。トレーニング前は成人女性の舌圧の目安（表1）の30kPaよりも低かったが、トレーニングにより成人女性の舌圧の目安程度に舌圧が高まったことがわかる。舌背も口蓋に付けることができた。この状態を維持するためにも、継続した舌のトレーニングが必要であると考える

①ガムを噛み、ボール状に丸めて舌の上に置く。この動作は内舌筋の上縦舌筋・垂直舌筋・横舌筋の働きによるもので、内舌筋が不活性の子どもはガムを丸めることができない。食塊も舌上にまとめられないため、舌の機能が低下していると考察する（右図）

②舌でガムを口蓋中央部に押し付ける。外舌筋が活性化している場合はガムが口蓋中央に圧接でき、外舌筋が不活性の場合は舌尖部が口蓋前端に位置し、ガムを口蓋前方（前歯部の裏）にしか押し付けられないため、舌の筋力が不足していると考察する。その際は、ガムを口蓋中央に押し付けるトレーニングを繰り返し行い、舌の筋力を強化する（下図）

③そのままの状態で唾液を飲み込み、ガムの形の変化を観察する。口蓋中央に接着しているガムは、正常であれば嚥下によって咽頭の方向に流れ込むような形に変化する（図11）

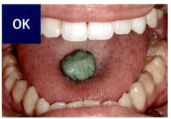
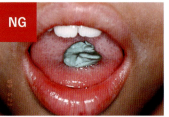

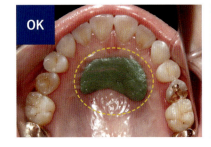 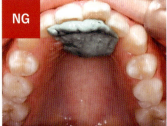 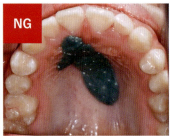

図❿　ガムトレーニング[2]

に付けている状態です。口腔内の不正を診る際は、舌の姿勢位が維持されているか確認する必要があります。

2．ガムトレーニング

さまざまな検査法やトレーニング法がありますが、筆者は近藤悦子先生が考案したガムを用いた舌の挙上訓練のガムトレーニングを応用しています（図10）。これを基本の検査とし、舌の機能および舌圧や異常嚥下癖をチェックします。

外舌筋が不活性の場合、内舌筋により舌尖部が活性化して舌が突出し、口蓋前方にガムが移動します。これは、舌が暴れている状態です。

ガムの位置は舌の可動域を示し、厚みからは舌圧が考察できます。ガムが正しく変化しないときは舌が不活性な状態であるため、舌癖の原因は改善しません。舌が正常な動きをしているときは、唾液を飲

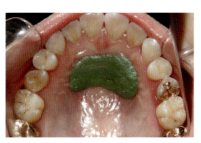
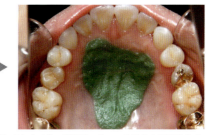

図⓫ ガムトレーニング。舌の動きが正常であれば、嚥下によってガムは咽頭方向に逆三角形になる

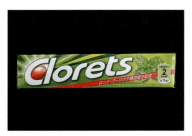

図⓬ クロレッツ（モンデリーズ・ジャパン）

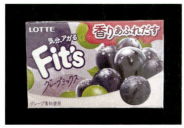

図⓭ Fit's（ロッテ）

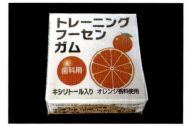

図⓮ トレーニングフーセンガム（Ciメディカル）

み込むとガムは咽頭方向に逆三角形になります（図11）。ガムトレーニングで舌突出癖の改善を目指しましょう。

自分でガムの形がわからなくても、保護者にスマートフォンなどで口腔内を撮影してもらうことで確認できます。

このように、ガムトレーニングは舌癖の診査のみならず、トレーニングとして指導できる有効な方法です。筆者はガムトレーニングにクロレッツ（モンデリーズ・ジャパン：図12）を使用しています。クロレッツは軟らかいため、唾液を飲み込んだ際にガムの流れの微妙な変化を観察しやすいからです。ただし、ミント味が強いため、幼児には水で口をすすぎながら咀嚼してもらうか、他の軟らかいガム（たとえばFit's［ロッテ］：図13、トレーニングフーセンガム［Ciメディカル］：図14など）で練習させます。自宅で練習する際は軟らかめのガムであればどのような製品でも構いませんが、診療室で診査および記録をする際は、毎回同じ製品を使用して比較することが重要です。

異常嚥下癖は、舌の力で上顎前歯を外側に押し出すだけでなく、開咬を発症する要因にもなります。1日の総嚥下回数は1,200～2,400回といわれていますが、これだけの回数で力が異常に発現すると、歯列に影響が及ぶのは当然です。嚥下時に前歯部から舌が突出しているか、検査することが大切です。

図15に症例を供覧します。

3．タンガード、タンホールド

重度の舌突出癖が認められる場合は、拡大床装置に付加装置を付与することもあります。舌突出癖に矯正装置を用いる際は、前歯部に舌が作用しないように、上顎に熊手のようなタンガード（図16）を使用することがあります。ただし、タンガードは舌の姿勢位を阻害するため、舌が前方に出られないとその力は側方歯に向かい、臼歯の開咬を発症させる原因にもなります。したがって、舌を包むタンホールド（図17）や、下顎にタンガードを使用する設計が効果的であると考えます。

タンホールドは、側方拡大を行いながら、ホールドされた舌が切歯乳頭に触れるように床に穴を付与することで、舌尖が切歯乳頭に接するように指導できます。さらに、その舌尖を起点として舌背を口蓋につける姿勢位の訓練も行うことができます。矯正装置は、舌の姿勢位や機能を考慮して設計すべきであると考えます。　　　　　　　　　　［鈴木］

【参考文献】

1) Utanohara Y, Hayashi R, Yoshikawa M, et al: Standard values of maximum tongue pressure taken using newly developed disposable tongue pressure measurement device. Dysphagia, 23(3): 286-290, 2008.
2) 近藤悦子：Q&AでわかるMuscle Wins!の矯正歯科臨床. 医歯薬出版，東京，2017.

〔症例〕

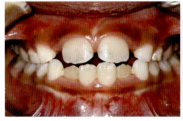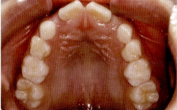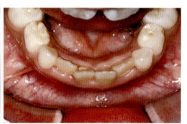

a：初診時

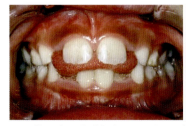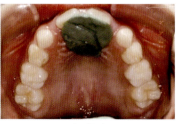

b：嚥下時に舌が突出していた。ガムトレーニングで検査したところ、唾液を飲み込むときにガムが前方に押し出された。これが開咬の原因である

c：舌を突出させずに嚥下することを意識させるため、ガムトレーニングの指導を行い、ガムの形が口蓋の方向に流れるようになった

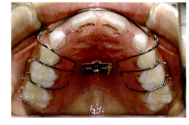

d：2|2 の萌出スペースがないため、犬歯間に4前歯が並ぶまでを目標値とし、拡大床装置により上顎を拡大した。治療中に拡大床装置をティッシュに包んで紛失し、再度製作した。拡大床装置の紛失により親子喧嘩が起こることもある。つまらないことでの親子喧嘩はよくないため、製作料は半額とした。可撤式の矯正装置の紛失は、ティッシュで包むことが原因として最も多いため、注意を促す必要がある

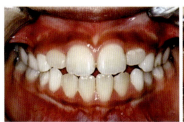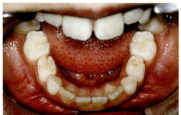

e：7歳11ヵ月。前歯部の開咬が改善してきた。上顎のみメカニカルな拡大を採用し、下顎はおうち矯正で歯列が育成され、叢生が改善された。被蓋が浅いため、おうち矯正の咬断運動を指導した

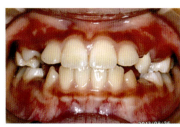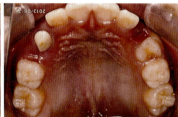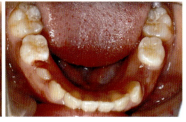

f：9歳7ヵ月。前回の来院から約1年半経過し、おうち矯正により被蓋関係が深くなった。咬合機能が改善した証拠であり、歯列は安定した。側方歯群も交換し、E|近心を削合した。このとき、「ここまでくれば安心です」と伝えると、患児の通院が途絶えてしまった。本症例では筆者の伝え方が悪かったと思われる

図⓯ a〜f　7歳2ヵ月、女児。開咬と叢生を併発していたため、ガムトレーニングを行った

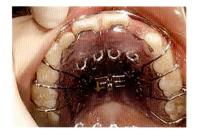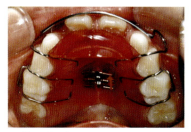

図⓰　舌の姿勢位を阻害するタンガード

図⓱　舌を包むタンホールド

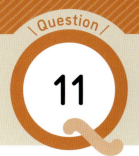

Question 11 舌を挙上するトレーニング器具にはどのようなものがありますか？

A タッチスティックやパナシールド、あげろーくんなどの器具があります。

患児の年齢や性格、保護者の考え方はさまざまです。トレーニングが「できない」「やらない」「合わない」などといった事態が臨床では起こり得るため、われわれ臨床医は、患児の背景に合った治療のバリエーションをもって対応する必要があります。

舌を挙上するトレーニングとしてはガムトレーニング（第2章Q10参照）が簡便ですが、器具を使用したトレーニングもあります。代表的なものにタッチスティックとあげろーくん（いずれもオーラルアカデミー）が挙げられますが、就寝時に舌を挙上する機能が付与された、パナシールド（オーラルアカデミー）などの機能的マウスピース装置（トレーナー）もあります。

1. タッチスティック

タッチスティックは、正しい舌の姿勢位（ポスチャー）と顎位を誘導するトレーニング器具です。舌を乗せるスプーンと正常咬合に誘導する溝が付いています。

まず、咬合面の溝を前歯で咬みます。スプーンはタッチスティックの後方にあり、舌尖を乗せると切歯乳頭部に接するので、舌尖を支点として自らの力で舌背を口蓋に付けます。これにより、正しい舌位と顎位に誘導できます（図1）。

また、使用時に前歯部歯列と前部のプレートが平

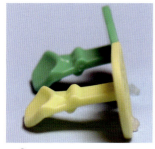

図❶a　タッチスティック

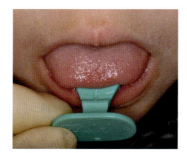

図❶b　スプーンに舌尖を乗せ、舌を挙上する

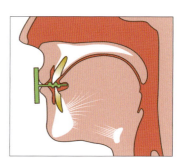

図❶c　タッチスティックのくわえ方

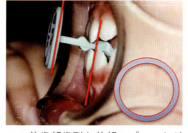

a：前歯部歯列と前部のプレートが平行

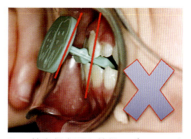

b：前歯部歯列と前部のプレートが平行ではない

図❷　タッチスティックをくわえたときの前歯部歯列と前部のプレートを観察する。正しく使用しなければ下顎体は後退せず、筋系も改善されない

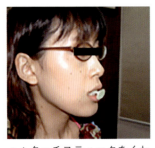 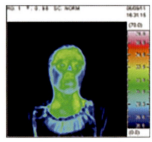 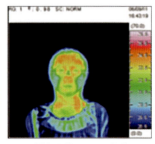

a：タッチスティックをくわえた状態　　b：訓練開始前　　c：訓練開始から5分後　　d：訓練開始から10分後

図❸ a〜d　タッチスティックの効果を検証するため、血流量の変化による表面皮膚温度の経時的変化をサーモグラフィーで測定した。舌を挙上することで、舌骨上筋群・舌筋群だけでなく、胸鎖乳突筋なども活性化した

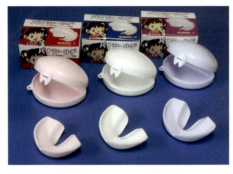

図❹　パナシールド。機能的マウスピース（トレーナー）に分類される

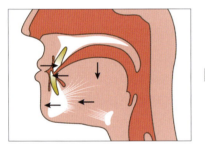

a：装着前は舌が下がっている　　b：装着後は舌が上がる

図❺ a、b　低位舌とパナシールド装着時の口腔内の比較（オーラルアカデミー「床矯正・矯正治療のバイオセラピー」より転載）

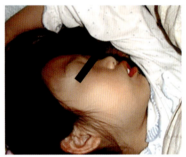

図❻　パナシールドを装着して寝ている幼児

行になっているか観察します。平行になっていなければタッチスティックは有効ではなく、下顎体は正常に誘導されません（図2）。

図3は、タッチスティックの効果を検証するため、血流量の変化による表面皮膚温度の経時的変化をサーモグラフィーで測定しました。舌を挙上することで、舌骨上筋群・舌筋群だけでなく、胸鎖乳突筋なども活性化しました。

2．パナシールド

パナシールドは、舌を挙上させ、機能的に筋機能のバランスを整えることで咬合を改善する、機能的マウスピース（トレーナー）に分類される器具です（図4、5）。基本的に就寝時に使用します。3種類のサイズがあり、口腔の大きさに合わせて選択します。前歯の咬合を減少させる形態のパナシールドプラスもあり、パナシールドより前歯部が1mm薄く設計されています。

パナシールドの使い方を指導したら、実際に装着して寝ているときの写真を持参してもらいます（図6）。写真を持参できない場合は、パナシールドを使用していないと判断します。

パナシールドの開発当初は、低年齢の幼児に使用できるか不安でしたが、材質の軟らかさや加工のしやすさから、3歳半ごろから使用できることがわかりました。

最後に、タッチスティックおよびパナシールドを使用した症例を図7に示します。　　　　　　［鈴木］

〔症例1〕

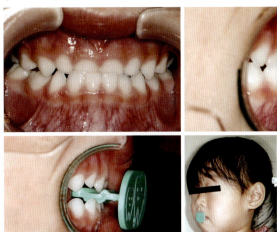

a：初診時。犬歯の早期接触などはないため、低位舌による反対咬合と判断した。タッチスティックを使用したおうち矯正を指導した

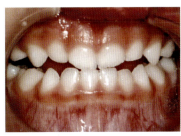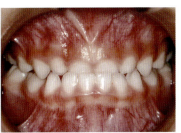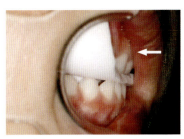

b：3歳9ヵ月。おうち矯正では咬合に変化はみられなかったが、開口状態からゆっくり咬合すると切端咬合となった（左）。さらに咬み込むと下顎前歯に誘導されて反対咬合になってしまうが（右）、構成咬合位が維持できており、パナシールドで治癒が可能と判断した

c：診査用パナシールド（前歯部の状態を確認するため、同部をカットしている）。パナシールドを装着した状態で下顎が後退するかどうか診査する

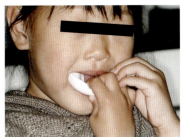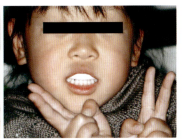

d：パナシールドは患児自ら装着できる。就寝時はパナシールドを装着し、日中はタッチスティックの使用を継続した

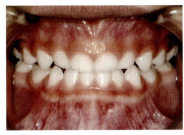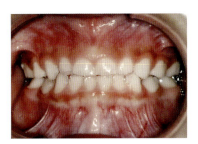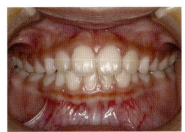

e：4歳1ヵ月。反対咬合が改善した。ここから前歯で咬む咬断運動を指導し、おうち矯正に切り替えた

f：6歳4ヵ月

g：11歳1ヵ月。おうち矯正の継続により、正常な永久歯列への交換がなされた

図❼a〜g　3歳7ヵ月、女児。乳歯列期に反対咬合が認められたため、タッチスティックおよびパナシールドを使用した。反対咬合改善後におうち矯正を指導。軽度の叢生に対して拡大床装置を使用し、正常な歯列への交換がなされた。改善した歯列を機能的に安定させるためには、おうち矯正の継続が永久歯列への交換期や下顎が成長する時期を乗り越えるためのアプローチとなる

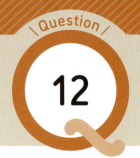

12 反対咬合に対するおうち矯正と、トレーナーや拡大床装置使用の選別は？

A 大切なのは年齢です。治療開始年齢が低い場合は、まずおうち矯正を指導します。トレーナーや拡大床装置を使用する場合であっても、効果を促進させるために必ずおうち矯正と並行して進めます。

　一口に機能的マウスピース装置（トレーナー）といっても、さまざまな種類が販売されています。メーカーや材質、大きさ、形状により、それぞれ特性は異なります。また、床矯正装置も設計やスクリューの種類などは術者によって千差万別です。そして、それらをどの歯牙年齢から使用するのか、何時間使用するのか、拡大の頻度はどの程度か、どのように調整するのかによって結果は変わります。さらに、同じ術者であっても、診断によって異なる矯正装置を使う場合もあります。

　図1に反対咬合の症状が強く現れやすい時期とその原因に対するアプローチのイメージを示しますが、「術者によって判断は異なる」「症状がどの程度強く現れているか、症例ごとにそのつどの判断が必要」を念頭に置き、治療を進める必要があります。

1．0～3歳半（おうち矯正のみ）

　第2乳臼歯の咬合が決まるまでの時期は、顎関節の成長により咬合状態が不安定なため、正しい顎位を診断できない場合があります。ただし、低年齢であっても姿勢を注意するなど、必要であれば介入します。2歳ごろは保護者の真似をしたがる時期なので、早くからあいうべ体操やポッピングができるようになる小児もいます。年齢や発達状況に合わせた介入を徐々に増やしていきます。

　また、2歳ごろから保護者が矯正装置の装着を希望することもありますが、3歳半以降に使用すると伝えたうえで、2歳のイヤイヤ期に矯正装置を使うのはリスクが高いと保護者に説明します。その際に「この時期は矯正装置が使えないので様子をみましょう」と伝えるのではなく、「できることをやって、自然治癒を促しましょう」と、おうち矯正の低位舌のアプローチを提案します。これが、かかりつけ歯科医の役割だと考えます。

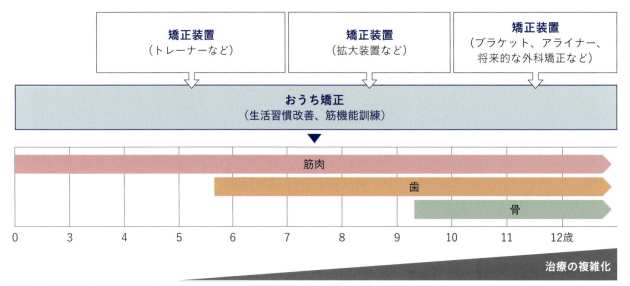

図❶　反対咬合の原因が強く出やすい時期とその原因に対するアプローチのイメージ

〔症例1〕

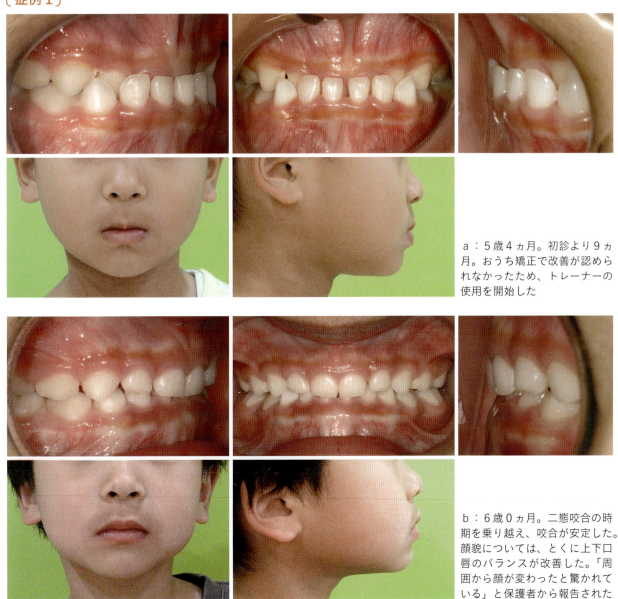

a：5歳4ヵ月。初診より9ヵ月。おうち矯正で改善が認められなかったため、トレーナーの使用を開始した

b：6歳0ヵ月。二態咬合の時期を乗り越え、咬合が安定した。顔貌については、とくに上下口唇のバランスが改善した。「周囲から顔が変わったと驚かれている」と保護者から報告された

図❷ a、b　5歳4ヵ月、男児。おうち矯正とトレーナーを併用

2．3歳半～7歳（おうち矯正とトレーナーを併用）

　乳歯列の時期は、まずおうち矯正を指導します。自然治癒の条件が整っていなかったり、おうち矯正での効果が認められない場合は、トレーナーの使用を検討します（図2）。トレーナーを併用する目的は、早期に咬合を改善して機能障害を除去し、正しい咬合へと導くことです。3歳から使用できるタイプもあり、早期に使用するときに選択します。

3．7～10歳（おうち矯正とトレーナーまたは拡大床装置を併用）

　おもに、初診の年齢が遅い、歯性や骨格性が原因の反対咬合、上顎の側方拡大も積極的に行いたい場合は、拡大床装置などの使用を開始することもあります（7歳以降は症例ごとに治療法の選択が必要）。

　犬歯が萌出する時期から治療が複雑化し始めるため、それまでに機能的要因の改善を行うべきです。さらに骨格的な要因が強く出るようであれば、違う治療法も検討します。

4．治癒後のおうち矯正が重要

　おうち矯正やトレーナーなどによって反対咬合が早期に治癒しても、機能性の原因を取り除けていなかったり、歯性や骨格性が原因の場合は、再発する可能性があります。事前に患児や保護者へ十分説明したうえで治療を開始する必要があります。また、

〔症例2〕

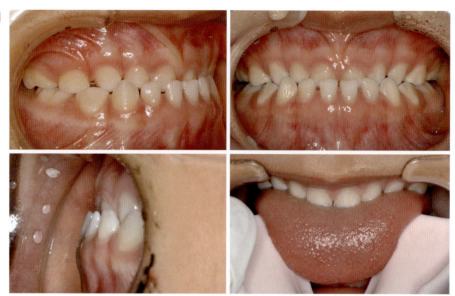

図❸a　4歳3ヵ月、女児。初診時。反対咬合が認められたため、トレーナーの使用を開始した

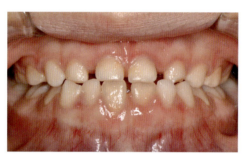

図❸b　6歳0ヵ月。前歯の被蓋の改善がみられた。おうち矯正で顎の成長発育を促した

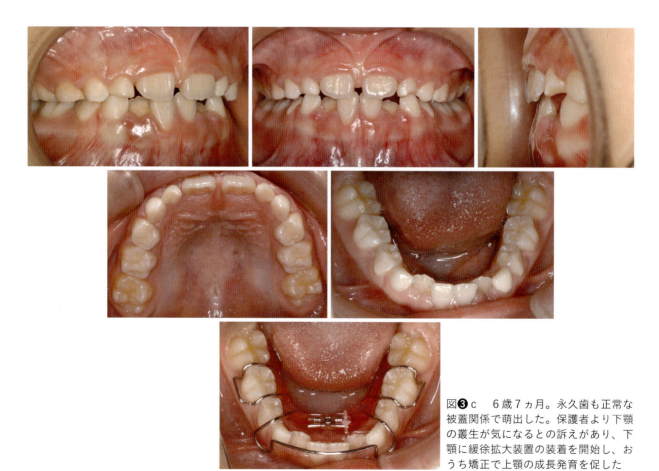

図❸c　6歳7ヵ月。永久歯も正常な被蓋関係で萌出した。保護者より下顎の叢生が気になるとの訴えがあり、下顎に緩徐拡大装置の装着を開始し、おうち矯正で上顎の成長発育を促した

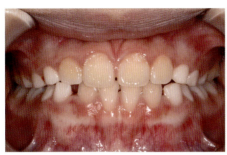
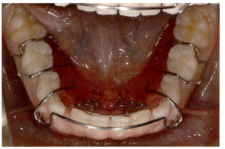

図❸d　8歳9ヵ月。閉鎖型床装置に変更し、その後おうち矯正の食育を指導して咬合の安定を図った

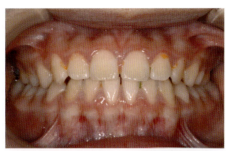
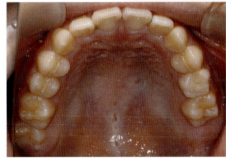
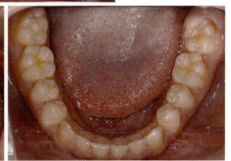

図❸e　11歳4ヵ月。下顎の拡大に伴う刺激により、上顎も拡大された

反対咬合の治癒から成長が終わるまで機能的な問題があるならば、おうち矯正の継続が重要です。

何も伝えていないと、患児や保護者は「治ったから安心」と、おうち矯正を疎かにします。そのため筆者は、「反対咬合をおうち矯正で早期に治すことは大事です。ただし、治ってからのおうち矯正はもっと大事です」と、繰り返し伝えています。

元の機能に戻さないために、食育などのおうち矯正で成長のキャッチアップを促し続けることは簡単ではありません。しかし、将来的な再治療のリスクを防ぐために必要な指導であると、患児や保護者に認識してもらうことが大切です。

5．その他のケース

反対咬合の治癒後、あるいは治癒する途中に叢生などの別の疾患が認められた場合は、矯正装置を追加することがあります。乳歯列反対咬合治療後の下顎永久前歯部の叢生については、上顎拡大床での効果が認められると石川ら[1]は述べています。

その他、下顎に緩徐拡大装置を使用し、おうち矯正で上顎に発育刺激を与えることで、上顎が拡大された例もあります（図3）。上顎の拡大床装置はその構造から舌の姿勢位（ポスチャー）を阻害しやすいため、まずは舌位のために下顎の拡大を通常よりもゆっくりとしたペースで行い、上顎の成長を促すことを優先します。その際、下顎の拡大に上顎の成長が追いつかない場合は、上顎の拡大床装置の使用を検討するケースもあります。

何を優先するかは症例によりますが、とくに反対咬合の場合はつねに「正しい舌の姿勢位」を念頭におき、かかりつけ歯科医は最小限の介入で最大限の効果を上げる必要があると感じます。　　［大河内］

【参考文献】
1）石川雅章，他：乳歯列反対咬合治療後の下顎永久前歯部叢生とその緩和について．小児歯科学雑誌，33(3)：527-535，1995．

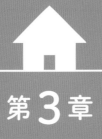

第3章

叢生編

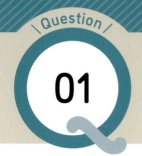

01 叢生とはどのような不正咬合なのでしょうか？

A 叢生は歯冠幅径の総和と歯列弓の大きさの不一致から発症します。この原因を歯冠幅径を基準とするのか、歯列弓を基準とするのかにより、アプローチは異なります。

　人は正しい機能が維持されていれば、形態も正常に保たれます。不正咬合は、引き起こす原因が必ずあります。そのため、形態を治す前に、なぜ不正咬合になったのか、その原因を考えましょう。

1．叢生

　叢生は、歯列弓より歯冠幅径の総和（歯周長）が大きいため歯が並びきれず、重なったり歯軸が傾斜する不正咬合です。叢生が発症する原因は、歯列弓が小さいか、歯周長を構成する歯冠幅径が大きいかのどちらかです。臨床では、歯冠幅径の総和が大きくても、歯列弓も大きければ発症しません。反対に、歯冠幅径が小さくても、歯列弓がさらに小さい場合は歯が並びきれず、叢生を発症します。

　日本人における上顎中切歯の歯冠幅径の平均値は、男子が8.6mm、女子が8.2mmです（第1章 Q17参照）。9.5mm以上は巨大歯と呼ばれ、叢生の原因となります。歯列弓と歯周長が一致しなくなるため抜歯矯正の対象になるといわれ、その場合は小臼歯を抜歯します。

　乳歯列と永久歯の前歯部歯冠幅径の総和の差は、上顎は約7mm、下顎は約5mmです（第3章 Q05参照）。この差に相応する歯列弓に発達しないことから、叢生が発症します。小臼歯の歯冠幅径が7mmなので、4|4を抜歯すると14mmのスペースができてしまい、結果的に上顎は7mmのオーバースペースになります。

　抜歯により口腔内の狭窄を招き、「舌の置き場がなくなって苦しい」と訴えた患児もいました。

　図1は、上顎中切歯の歯冠幅径が10mm以上でも、歯列弓が歯冠幅径に適応しているため、叢生を発症していません。一方、図2は上顎中切歯の歯冠幅径が8mm以下ですが、歯列弓が歯周長より小さいため叢生を発症しています。これをたとえるなら、車が大きいのか、道が狭くて通れないのかという問題と同じ考えです（図3）。叢生の主たる発症原因は、歯列弓が狭いことです。筆者の経験上、歯冠幅径が大きくても、歯列弓が歯周長と一致するように発育すれば、叢生は発症しません。

　また、叢生は子どもの約40％が発症する（図4）といわれていますが、残りの約60％は発症しないため、歯列弓と歯周長が一致している正常な歯列が自然の姿といえます。統計的に見ると前歯部の発症が約70％と多くを占め、前歯部歯列に発育刺激が足りないことがおもな原因と考えます。これに保護者が気づいていないと、叢生になるリスクが高まります。

2．発育空隙

　乳歯列期に、正しい永久歯列になるために発育空隙と呼ばれる隙間ができます。乳歯列に正しく発育刺激を加味するように促しましょう。

　発育空隙のない乳歯列を「きれいな歯並び」と保護者が錯覚している場合は、永久歯に交換する際に叢生が発症するため不正咬合の予備軍であることを、われわれ歯科医師が再認識させる必要があります。

3．原因に見合ったおうち矯正の指導

　悪習癖から生じる機能性不正咬合には、叢生以外の反対咬合や前突など、それぞれに見合ったおうち矯正の指導を行います。

　筆者らは、「自分の子どもにしない治療は患児にもしない」というコンセンサスに基づき、矯正歯科治療の処置を考えています。治療の種類は数多くありますが、できるだけ保護者の経済的負担が少ない治療法を選択します。咬合育成の一環として考案してきたおうち矯正は、経済的負担の少ない方法であ

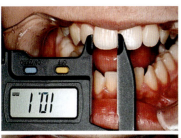
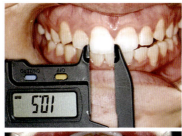
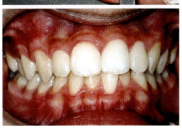
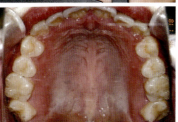

a：上顎中切歯の歯冠幅径が10.1mm　　b：上顎中切歯の歯冠幅径が10.5mm

図❶ a、b　上顎中切歯の歯冠幅径10mm以上でも、歯列弓が適応していれば叢生を発症しない。歯冠幅径が大きい子どもは少なくない

図❷　上顎中切歯の歯冠幅径が7.9mmと平均より小さくても、歯列弓がさらに小さければ叢生を発症する

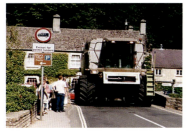

a：車が大きいから通れない？

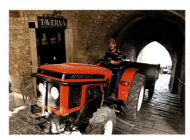

b：道が狭いから通れない？

図❸ a、b　歯列弓と歯周長の関係は、車と道路の幅の関係と類似

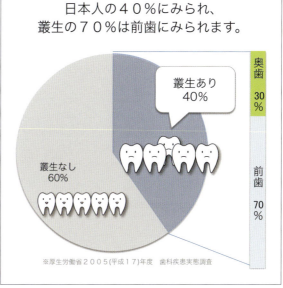

図❹　叢生は日本人の約40％にみられる。また、叢生の約70％が前歯部に発症する（オーラルアカデミー「床矯正治療のチェアサイド資料」より転載）

第3章　叢生編

る反面、指導内容を守って実践してもらえなければ、良好な結果が得られません。おうち矯正はゆっくりとした成長刺激です。成功に導くには、適切な指導期間や患児と保護者の協力が必要です。

　もちろん、遺伝的な問題によりおうち矯正のみでは対応できない場合は、矯正装置を併用した治療方法に変更することをあらかじめ保護者に伝えます。

　救急医療では、緊急度や病態の程度により「トリアージ」と呼ばれる優先順位を決める評価が行われます。この考え方は、歯科では専門医でなければ処置できない治療内容か否かを評価することに置き換えられます。

　矯正歯科治療におけるトリアージの最優先は緊急であり、初期治療の病態であれば、かかりつけ歯科医でも手がけられるはずです。優先度が低いと評価された症例はかかりつけ歯科医が引き受け、咬合育成を手がけることで、矯正歯科治療が身近になると思います。こうした取り組みが、これからの矯正歯科治療には必要であると考えます。　　［鈴木］

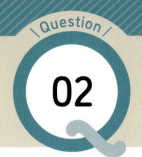

02 叢生の場合、いつからおうち矯正を開始しますか？

A 保護者が患児の口腔に関心をもつ時期である乳歯列期から
おうち矯正を積極的に開始しましょう。

1．治療は早期から始まっている

歯科矯正学では、永久歯が生え揃う前の矯正歯科治療を「Ⅰ期治療」、永久歯が生え揃った後を「Ⅱ期治療」と呼び、区別しています。

歯科臨床ではⅡ期治療に比重が置かれる傾向があり、Ⅰ期治療を「プレ治療」、Ⅱ期治療を「本格治療」と捉えているようです[1]。

叢生のⅠ期治療終了後に「抜歯を含めた本格的な治療に移る」と言われ、転院してきた患児がいました。保護者は「早期から時間と費用をかけてきたのに抜歯して矯正する必要があるなら、いままで何のための治療だったのでしょうか」と疑問を投げかけていました。矯正歯科治療において、患児と保護者への十分な説明は不可欠です。

稀にみられる2|2の先天性欠如は、臼歯の咬合関係は正常である場合もあります。たとえば、叢生の矯正歯科治療で4|4を抜歯するならば、歯冠幅径がともに7mmとはいえ、4|4を抜歯して歯数を合わせるべきではないのです。

図1は、前歯部1本または2本が先天性欠如歯の症例ですが、いずれも臼歯の咬合関係に大きな問題はありません。歯数が上下顎で異なっていても、咬合関係に問題が生じないこともあるため、上下顎の歯数を必ず合わせる必要はありません。

おうち矯正では、Ⅰ期治療の前にできるかぎり歯列弓の育成を図ります。もし、おうち矯正で歯列弓を育成できなければ、床矯正治療による歯列の拡大で成長をサポートするという考え方です。これも予防的な矯正歯科治療の1つです。

アカデミズムの世界、とくに東洋においては、恩師が設定した従来の学説に対して学生は批評できず、新しい考え方に口を閉ざす風潮があります。そのため、従来の学説は本流のままで、歯科矯正学の提示するⅠ期治療には「混合歯列後期」が含まれており、おうち矯正の指導結果をこの時期に求めるのは困難です。

床矯正治療では、Ⅰ期治療の処置はプレ治療ではなく、Ⅰ期治療までを不正咬合の治療におけるメインにすべきと考えます。そのため、おうち矯正や床矯正治療を有効的処置と捉えているのです

おうち矯正や床矯正治療の考え方には30年余の歴史があり、いまに始まったものではありません。矯正歯科治療は長期にわたるため、混合歯列後期に至るまでに管理し、指導する期間が必要です。そして、患児や保護者との関係のなかで、そのつど治療内容について説明を行います。

2．早期の治療ではなく予防処置

成長の発育ステージと、歯列の交換時期のステージにおける診査の結果を検証しました。

歯列は「乳歯列期」から始まり、前歯部が永久歯に交換し始める6歳ごろを「混合歯列前期」、側方歯群が永久歯に交換する10歳ごろからは「混合歯列後期」、そして「永久歯列期」というように、成長に伴い変化します。乳歯列期から混合歯列前期への変化の時期には、基本的な指導や治療が必要です。

治療開始年齢により、治療方針が異なるのは当然です。初期の病態を放置すれば状態は変化し、治療方針も変わります。治療開始が犬歯の萌出後であれば、抜歯を選択すべきかどうかを検討しなければならない可能性があります。

転院してきた保護者から「他院で矯正歯科治療を開始するのは早過ぎると言われた」と相談を受けた

ら、読者のみなさんはどうしますか。

その理由として、「抜歯矯正で抜歯すべき小臼歯が萌出していない」「矯正装置を使用するには若すぎる」などが挙げられます。しかし、保護者がおかしいと感じているにもかかわらず、専門職である歯科医師が様子をみようとする行為は理解できません。

矯正装置の使用は早すぎるとしても、予防処置であるおうち矯正などの指導が早すぎることはありません。どのような疾患であっても、治療開始時期を遅らせることはしないはずです。

不正咬合が発現する前の予防処置として、0歳からのおうち矯正が有効です。とくに乳歯の萌出時期から混合歯列前期に至る6歳までは、不正咬合発症に対するおうち矯正の指導が非常に重要です。いまでは乳歯が萌出したら来院する患児が増えたため、おうち矯正のアプローチも早期から可能になりました。

不正咬合に対し、何もせずに放置することは診療拒否と同じです。歯科医師として問題点を解決すべき指導・処置があり、問題を発生させないための予防的な指導も必要です。う蝕予防処置と同様に、発症してからでは予防処置ではありません。

乳歯列期、混合歯列前期までの叢生は前歯部に限局され、早期であれば比較的簡便な処置で対応できます。不正咬合の放置により骨格性の問題が発現し、治療が複雑化するケースは少なくありません。

12歳以降に治療を開始する場合はⅡ期治療に相当し、不正咬合の病態によってはどこまで非抜歯矯正

歯が足りないけど大丈夫？
歯の先天性欠如 −症例−

生まれながら歯の数が足りない患者さんがいます。
上下の歯の数が異なっても治療によって歯は並びます。

上顎前歯が2本足りません。
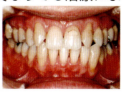 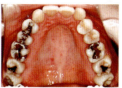

上顎前歯が1本足りません。
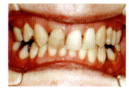 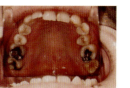

下顎前歯が2本足りません。
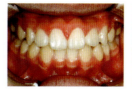 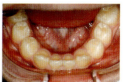

下顎の前歯は1本足りません。当然上下の正中は一致していませんが、咬みあわせには問題ありません。
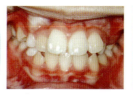 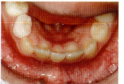

下顎左右犬歯がありません。
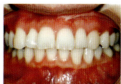 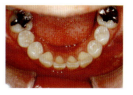

図❶　先天性欠如の説明資料（オーラルアカデミー「床矯正治療のチェアサイド資料」より転載）

が可能なのか見極めなければなりません。

早期におうち矯正や床矯正治療を取り入れて「いかに簡単なうちに不正咬合を指導し、治療するか」の問いは、「どこまで正常な成長を引き出すことができるのか」の考えに通じます。したがって、保護者が患児の口腔に関心をもつ時期である、乳歯列期からおうち矯正を始めましょう。　　　　［鈴木］

【参考文献】
1）黒江和斗：不正咬合の病因と病態生理．歯界展望，117(1)：72-77，2011.

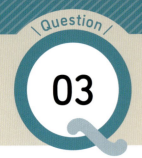

03 上顎歯列弓の理想的な形態は？

A 上顎歯列弓は、V字型ではなくU字型の形態に育成する必要があります。

　前歯部が叢生になるかどうかの基準点は犬歯です。ここで大切なのは、「犬歯は前歯なのか、あるいは奥歯なのか」という疑問を解消することです。健康保険法では犬歯は前歯として取り扱われており、形態的にも前歯に似ています。

　これらを発生学から考えてみると、前歯は切歯骨、犬歯と小臼歯は上顎骨から萌出します。萌出時期は下顎前歯は6歳ごろ、上顎前歯は7歳ごろ、犬歯と小臼歯が10歳ごろです。

　つまり、前歯と犬歯では萌出する骨種が異なります。この違いから、犬歯は奥歯の仲間と考えられます（図1）。

● 症例

　図2は、1|1が前方に突出したV字型歯列弓の叢生の患者さんです。3⊥3の切歯骨の発育不全による歯列弓の狭窄が原因で発症しました。これを正常なU字型歯列弓に改善するため、拡大床装置の装着によりスペースを確保し、1|1を唇側線で歯列内へ移動させました。

　上顎のV字型歯列弓は犬歯間が狭く、U字型歯列弓は犬歯間が広い口蓋です。この違いは、切歯骨の発達に起因します。

　切歯骨部が発育不足の状態で成長が進むと、対処できない問題に発展します。しかし、来院時に歯列弓がV字型傾向であれば、叢生の発症を予測できます。筆者があえて「0歳からのおうち矯正」と掲げているのは、不正咬合の発症要因を解消するには、乳児期から見つめ直す必要性を感じるからです。

　V字型歯列弓とU字型歯列弓の違いは、1938年にA.M. Schwarzが種々のタイプの床矯正を記載した矯正治療の教科書にも記載されています（図3）。叢生だけでなく、口蓋や歯列の状態にも目を向けるべきです。

[鈴木]

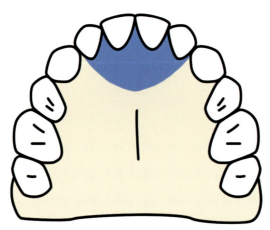

図❶　発生学では、前歯は切歯骨、犬歯と小臼歯は上顎骨から萌出する。骨種が異なるため、犬歯は奥歯の仲間と考えられる（青部は切歯骨）

〔症例〕

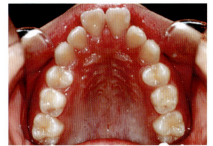

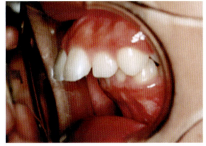 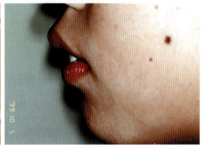

a：10歳3ヵ月。3⊥3の切歯骨の発育不足により狭窄したV字型歯列弓を呈し、口唇閉鎖ができずに1|1が見えていた

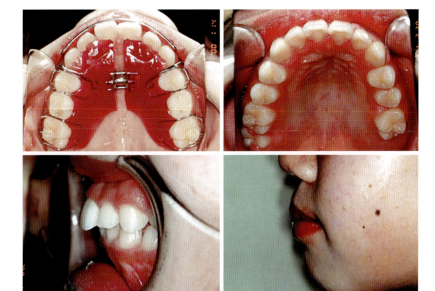

b：11歳8ヵ月。拡大床装置の装着によりスペースを確保し、突出した1|1を唇側線で歯列内に移動させた。これにより、U字型歯列に改善した

図❷a、b　10歳3ヵ月、女子。1|1が前方に突出したV字型歯列弓の叢生

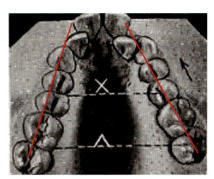 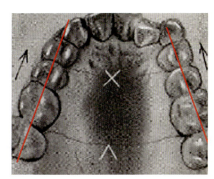

a：V字型歯列弓　　　　　　　　b：U字型歯列弓

図❸　V字型歯列弓とU字型歯列弓の違い（Schwarz AM: Lehrgang der Gebissregelung. 1938. より引用改変）

Question 04 切歯骨の発育には何が必要ですか？

A 切歯骨の発育には、前歯で咬む咬断運動と乳児からの舌の姿勢位が関与すると考えられます。
それらの機能を促進させるおうち矯正の指導が必要です。

　切歯骨の発育には、前歯で咬む咬断運動と舌の姿勢位（ポスチャー）が関与すると考えられます。患児の歯列弓を観察し、V字型、あるいはU字型かを確認します。舌の姿勢位が正しくない場合は、口蓋の成長を促す刺激が足りないことで切歯骨を含めた上顎骨が十分に発達せず、前歯が並ぶスペースが不足している場合があります。

1．出生時からの口蓋の発達と機能の考察

　出生時の乳児には、上顎の硬口蓋の奥に哺乳窩（吸啜窩）と呼ばれる窪みがありますが、10ヵ月ごろになると消失します（図1）。また、授乳によって口腔内感覚が鍛えられることで、口腔機能が発達していきます。生後3日目でも舌背は口蓋に接しており（図2）、この状態のまま正しく育成する必要があります。

　乳児は、軟口蓋近くの硬口蓋にある哺乳窩に乳頭を陥入させ、舌で乳頭を支えて上下に動くことで授乳します。吸啜時の乳頭は変形するため、ドイツで開発された哺乳瓶「NUK（ヌーク）」のニップルは、このときの乳頭の形態を再現しています（図3）。

つまり、吸啜は乳児の口腔内の深い部分で行われ、この舌の働きが口蓋を発育させます。

2．母乳による授乳

　母乳を飲ませるときは、母親の姿勢にも注意が必要です。乳輪が見えなくなるまで深くくわえさせましょう（図4）。乳輪が見えている場合はくわえ方が浅く、哺乳窩に乳頭が陥入されていない状態です。深くくわえることで口腔筋機能を最大限まで発揮させ、切歯骨が育成されて口蓋が発達します。ここが発達の始まりです。

3．哺乳瓶による授乳

　母乳と同様に、哺乳瓶で飲ませるときも乳頭部を深くくわえさせる必要があります（図5）。乳頭部にはさまざまなサイズがあるため、月齢を目安に各メーカーが指定するものに交換しましょう。

　授乳時に、時間がかかって飲み切れなかったり、乳児の機嫌が悪くなる様子が見られたら、ミルクの出る量が少ない可能性があります。一方、口から漏れる、むせる、苦しそうな息づかいなどが見られたときは、ミルクの出る量が多すぎる可能性があるた

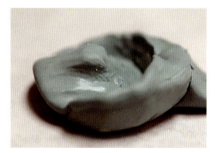

a：生後3日目の印象

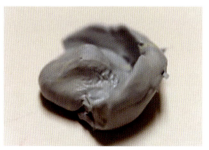

b：生後10ヵ月の印象。哺乳窩が消失し始めている

図❶ a、b　哺乳窩（吸啜窩）

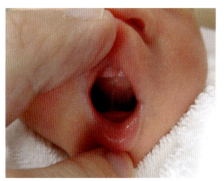

図❷ 生後3日目の幼児。舌背は口蓋に接している

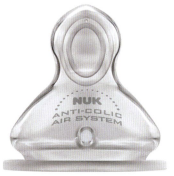

図❸ NUK プレミアムチョイス替えニップル（NUK）。吸啜時の乳頭の形態を再現している

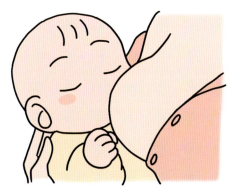

図❹ 母乳を飲ませるときは、母親の姿勢にも注意し、乳輪が見えなくなるまで深くくわえさせる

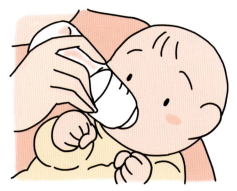

図❺ 哺乳瓶で飲ませるときは、唇が外を向くように奥までしっかり乳頭を含ませる

め、乳頭部のサイズを見直すなど、適宜調整が必要です。

　乳幼児期は、母乳から離乳食、普通食と、食事の形態によって口腔筋機能は向上していきます。切歯骨や口蓋が刺激によって育成されることで、さらに食事や嚥下形態が変化する激動の時期です。母親が授乳の相談で歯科医院に来ることは稀であるため、介入が可能となった時点から、口腔機能や歯列の育成を観察していくことが求められます。

　成長が進んでしまったV字型歯列弓をおうち矯正で改善させるのは困難です。不正咬合は「発症してから」ではなく、「発症する前に」対処することを念頭におくべきです。　　　　　　　　　　［鈴木］

Question 05 発育空隙とは何ですか？

A 乳前歯間に出現する隙間を発育空隙といい、永久歯が並ぶために必要な現象です。おうち矯正とは、発育空隙ができる歯列に育成することです。

　発育空隙は、乳前歯間に隙間が出現する現象です。叢生が前歯部に多く発症する原因は、乳歯列期の前歯部に発育空隙が出現しないからです。前歯4本の乳歯列と永久歯列の歯冠幅径の総和には差がありま す。上顎前歯部は約7mm、下顎前歯部は約5mmほど永久歯列のほうが大きいため、永久歯列に交換する時期までに発育空隙が出現していなければ、永久歯が並ぶスペースが不足していることを意味します（図1）[1]。さらに、永久歯列に交換するときに必ず叢生を発症するため、鑑別診断ができます。

　図2はともに4歳の歯列ですが、図2aは発育空隙がある正常な歯列で、図2bは発育空隙がない叢生の予備軍です。図3のように、前歯で咬む咬断運動の刺激により歯列が育成され、前歯部に発育空隙が出現します。

1．下顎乳前歯の咬耗

　図4は4歳5ヵ月の女児ですが、上下顎歯列に発育空隙があり、下顎前乳歯の切端は咬耗しています。これは、咬断運動ができていて、正しい歯列になる環境が整っている証です。

　下顎乳前歯の咬耗は大切な診断事項です。おうち

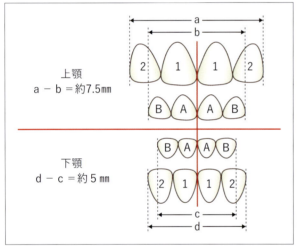

図❶　乳切歯と永久切歯の歯冠近遠心幅径総和の比較（参考文献[1]より引用改変）

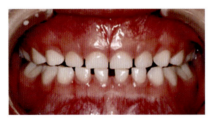

図❷a　発育空隙がある正常な歯列

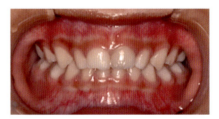

図❷b　発育空隙がない叢生の予備軍

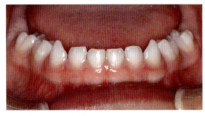

a：2012年10月

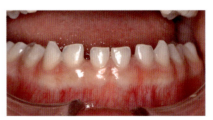

b：2013年8月

図❸a、b　前歯で咬む咬断運動の刺激により歯列が育成され、前歯部に発育空隙が出現する

〔症例1〕

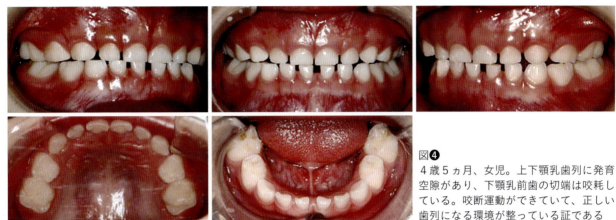

図❹ 4歳5ヵ月、女児。上下顎乳歯列に発育空隙があり、下顎乳前歯の切端は咬耗している。咬断運動ができていて、正しい歯列になる環境が整っている証である

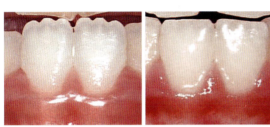

図❺ 前歯部永久歯の発育葉（左）。咬耗により消失（右）

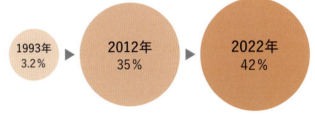

図❻ 乳歯列期の空隙なし歯列の割合の世代間比較（参考文献[2]より引用改変）

〔症例2〕

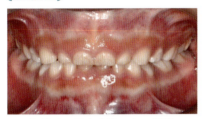

a：初診時。発育空隙のない歯列

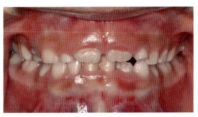

b：7歳6ヵ月。2+2が萌出し、正しく歯が並んだ。1|1の萌出後も叢生にはならなかった

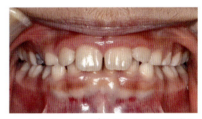

c：8歳9ヵ月。2|2が永久歯に交換し、歯列が育成された

図❼ a〜c　7歳3ヵ月。上顎乳歯列間に発育空隙のない歯列で、個体差によって歯の交換が遅いケース。前歯で咬む咬断運動と、食事中は食卓に水などを置かないなどのおうち矯正で食育を行ったことで、上下顎の歯列が育成された

矯正では、永久歯に交換するまでに歯列を育成する指導を行います。歯列が育成されなかった場合や、保護者が矯正装置での治療を希望した場合は、歯列の拡大の提案をします。

2．前歯部永久歯の発育葉（切縁結節）

萌出して間もない前歯部永久歯には、切端のギザギザを特徴とする発育葉（切縁結節）が顕著に認められ、咬耗によって早ければ約1年で消失します（図5）。下顎前歯部の発育葉が消失していれば、歯列が育成されていると診断できます。根岸慎一教授は論文にて、乳歯列期における空隙なし歯列の割合を世代間で比較し、1993年の3.2%から2022年では42%に増加したと述べています（図6）[2]。こうした傾向は、前歯部の叢生発症率の増加に繋がります。さらに根岸教授は、歯列形態と口腔機能は相互に影響しながら成長発育するものであり、成長期の歯科治療において機能評価を行うことの重要性も示唆しています[2]。発育葉の観察で簡便に判断できるため、叢生に対するおうち矯正の第一歩となります。

おうち矯正を行うと、7歳でも改善が認められることもあります。図7に症例を提示します。［鈴木］

【参考文献】
1）小野博志：乳歯および永久歯の歯冠近遠心幅径と各歯列内におけるその相関について．口腔病学会雑誌，27(3)：221-234，1960．
2）根岸慎一：不正咬合発症に口腔機能が及ぼす影響について．国際歯科学士会雑誌，55(1)：97-99，2024．

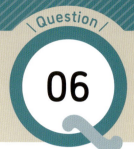

06 発育空隙がない場合は、患児と保護者にどのようにアプローチしますか？

A 発育空隙がない状態を「きれいな歯並び」と、保護者が勘違いしている場合があります。そのため、永久歯の交換に必要な発育空隙の重要性を患児と保護者に自覚してもらえるように説明を行います。

狭くて発育空隙がない歯列弓に対し、永久歯の歯冠幅径と一致させ、正しい歯列に育成する指導を行うのが、おうち矯正の治療における考え方です。正常な機能を有し、形態を正しく育成して維持するバイオロジカルな治療により本来の機能を自ら活性化させ、問題を解消することを目的としています。

たとえば、叢生は顎の発育不足による歯列の狭窄から発症しますが、正常な機能が歯列に作用すれば、正しい歯列弓の大きさに発達します。刺激を与えて歯列の機能を賦活すると顎は発達し、不随する筋系の改善も相まって、表情にも変化をもたらします。

●保護者への具体的なアプローチ

図1は4歳、女児の乳歯列で、乳前歯に空隙のない歯並びです。

筆者は患児に手鏡を渡し、「きれいな歯並びだけど、お母さんの歯と比べてどこが違う？」と質問しました。すると、母親はわが子の歯並びを覗き込み、「きれいな歯並びなのに何が問題なのですか？」と筆者に尋ね、患児は「お母さんの歯のほうが大きい」と答えました。

われわれが指導するのはここからです。

「お母さんの大きな歯はいつ生えてきたんだろう？ 下の前歯は6歳ごろ、上の前歯は7歳ごろに生えてくるんだよ。いま君は4歳だよね。下の乳歯が抜けて大人の歯になるまでにどのくらいの時間があると思う？ そう、下の歯が大人の歯に生え変わるまでに2年、上の歯は3年しかないよ」

現在の幼児はきれいな歯並びであることが少なくありません。しかし、前項で述べたとおり、前歯4本の乳歯列と永久歯列の歯冠幅径の総和には差があるため、永久歯が生えるころまでに歯列弓を大きく

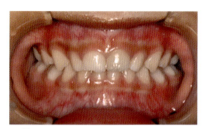

図❶ 4歳、女児の隙間のない乳歯列

育成させる必要があります。

このように、おうち矯正の本質を理解してもらうには、指導の前に「子どもの歯並びは、大人の歯が生えるために隙間を作らなければならない」ことを保護者に説明します。保護者の理解が得られなければ、見た目がきれいな歯並びに安心してしまい、子どもの歯列に無関心になります。この勘違いが怖いのです。発育空隙がない乳歯列は、6歳ごろの永久歯の交換時期になると下顎に叢生が発症します。7歳ごろになって上顎にも発症すると、もはや予防的な措置では遅すぎることもあります。おうち矯正の指導で予防するには、3〜4歳のころに「何かおかしい」と気づくことが大切です。

東京歯科医学専門学校の前身である高山歯科医学院の創設者である高山紀齋先生は、『保歯新論』（明治14年）のなかで、「小児は生活力が旺盛で、新陳代謝もとても速い。それゆえ僅かばかりの障害もすぐに体質に影響し歯牙の位置を食い違わせてしまう。その一方で治す際も僅かばかりの手立てで正しく戻すことができるのである。その成長するに至って、復することは容易ではなく、宜く施術の時期を逸しないようにすべきである」と早期治療を解いています。気づいたときが、治療の開始時期です。［鈴木］

Question 07 おうち矯正と並行して矯正装置を使用することはありますか？

A 前歯部の軽度の捻転や叢生は、歯が並ぶスペースと機能があれば、多くはおうち矯正で改善します。矯正装置を併用することでおうち矯正の効果を高め、成長を後押しします。

　正しい歯列の状態や、その状態になるための発育刺激が正常に加わっているかを保護者に認識してもらうことが、おうち矯正の第一歩です。そして、歯列に問題が発生したときは、解決に向けて指導を行います。叢生に限らず、反対咬合や前突、悪習癖から生じる不正咬合にもおうち矯正で対処します。

　おうち矯正はゆっくりとした成長刺激です。そのため、おうち矯正で成果を挙げ、治癒させるには、十分な指導期間と患児と保護者の協力が必要です。もちろん、さまざまな理由から効果を得られないこともあり、その場合は矯正装置を使用した治療方針に変更します。保護者のなかにはおうち矯正への協力が難しいケースもあります。無理をさせないように、矯正歯科治療にはさまざまな選択肢があることを提示し、患児や保護者と相談したうえで治療方針を決定することが、かかりつけ歯科医の役割です。

1. スペース不足による 1|1 の翼状捻転（図1）

　おうち矯正において大切なのは、治療可能な期間がどの程度残されているかです。

　図1は7歳9ヵ月、女児で、犬歯が生えるまでに約2年間の時間がありました。初診時、1|1 はスペース不足による翼状捻転が認められ、B|B は永久歯に交換していませんでした。また、2+2 の切端には発育葉（切縁結節）があり、前歯で咬む咬断運動を行っていないようでした。

　目的とする正しい歯列とは、側切歯（乳側切歯）の遠心隅角と犬歯（乳犬歯）の近心隅角が並びます。臨床的には視診でもわかりますが、指で触診するほうが確実です。保護者に触って確認してもらうこともあります。本症例では、上顎はおうち矯正で頑張れば改善する可能性がありましたが、下顎の叢生は難しいと判断し、拡大床装置を使用した矯正歯科治療を提案しました。すると、説明後に保護者から「スペース不足は歯列の育成で治癒すると理解できましたが、上の前歯の傾きを治すことは可能でしょうか？」と質問されました。

　翼状捻転は歯根の捻れです。歯列の育成は咬断運動によって歯槽骨が発達するメカニズムですが、歯根と歯槽骨は組織が異なります。歯根周囲の歯槽骨は歯槽硬板で覆われており、咬む力によって歯を支える歯根膜に刺激を与えることで歯槽硬板を分解して吸収し、歯根の翼状捻転を改善して歯が正しい位置に誘導されます。

　本症例は、歯列がまだ成人の大きさに達していないため 1|1 が並ぶスペースがなく傾いていますが、歯列が成長すると、いわゆる"みにくいアヒルの子"の状態は解消されます。

　時に、「上下顎ともにおうち矯正で改善できないのですか？」と保護者から質問されることがあります。本症例では、筆者は以下のように答えました。「上顎の前歯は7歳半ごろに萌出しました。ここからは逆算です。犬歯の萌出を10歳とすると、治療可能な期間は2年半ありますが、矯正装置の使用には約1年半ほどかかります。もし、おうち矯正を希望されるなら、指導期間が1年あるので効果は期待できます。しかし、上顎前歯の叢生を解消する歯列の育成ができなければ、矯正装置による治療を行うか判断します。この1年間で歯列を育成できるかどうかはお母さん次第です」

　確実的な床矯正治療を望むのか、おうち矯正の可能性に賭けるかの判断は、保護者に任せます。ただし、保護者のほとんどは主治医の意見に賛同してく

〔症例1〕

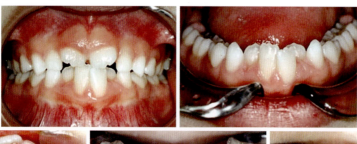

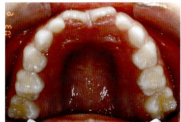
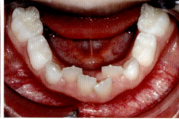
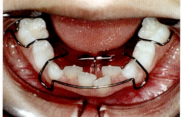

図❶a　7歳9ヵ月、女児。上顎は1|1の翼状捻転。下顎には叢生が認められた。上顎はおうち矯正で前歯で咬む咬断運動の訓練を指導し、下顎には拡大床装置を装着した

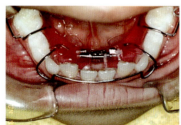
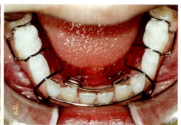
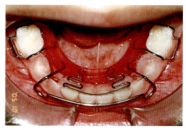

図❶b　9歳0ヵ月。約1年半で下顎前歯のスペースが確保され、閉鎖型床装置に交換した。保定装置には、筆者考案の閉鎖型と呼ばれる装置を装着した。通常の保定装置と異なり、拡大したスペースを保持し、内側のスプリングおよび唇側線で歯軸を前後的に整直させられる。ただし、近遠心的傾斜は改善できないため、通常はここから前歯で咬む咬断運動を再指導するが、本症例は上顎のおうち矯正ですでに実施済みである

図❶c　10歳1ヵ月。下顎前歯が整って4 3|3 4が萌出した

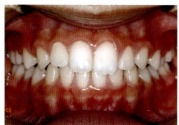
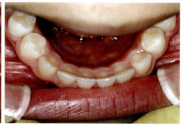

図❶d　11歳9ヵ月。上顎はおうち矯正で歯列が育成され、スペース不足が解消された。1|1の翼状捻転は、歯に対して垂直の方向に咬合力が作用することで改善した。発育葉も咬耗していることが認められた。さらに、矯正装置の併用で十分な結果が得られたことを患児と保護者に伝え、努力を称えた。よい結果をともに喜ぶことも、おうち矯正の醍醐味の1つである

れます。治療の同意を得るためには、このように伝えることが大切です。おうち矯正を選択し、効果を得られるかは患児と保護者の努力次第です。

相談の結果、上顎はおうち矯正で前歯で咬む咬断運動の訓練を指導し、下顎前歯部には拡大床装置の使用を選択しました。しかし、おうち矯正で望む結果が得られなければ上顎にも拡大床装置の使用を追加する旨を事前に説明し、治療結果は成長次第と繰り返し伝えました。

2．|1の捻転と叢生（図2）

混合歯列前期の7歳2ヵ月、女児です。上顎前歯の捻転と叢生を心配して相談に来院し、基本的には

〔症例2〕

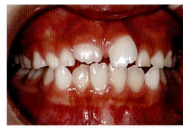

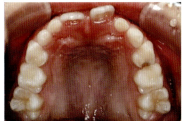 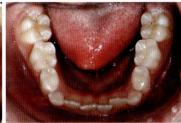 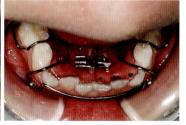

図❷a　7歳2ヵ月、女児。|1の捻転と下顎に叢生が認められた。上顎はおうち矯正で前歯で咬む咬断運動の訓練を指導し、下顎には拡大床装置を装着した

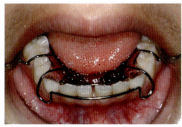 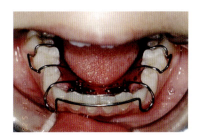

図❷b　7歳10ヵ月。下顎前歯部のスペースが確保され、閉鎖型床装置に交換した

図❷c　8歳3ヵ月。下顎前歯部の歯列が整った

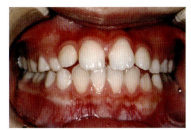 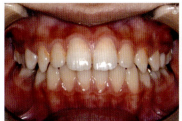 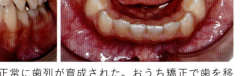

図❷d　10歳2ヵ月。|1の捻転が解消され、上顎は十分に育成されていた

図❷e　10歳11ヵ月。正常に歯列が育成された。おうち矯正で歯を移動させた結果である。下顎前歯の発育葉は咬耗していた

図1と同じ経過を辿りました。

|1の捻転と正中離開の対処にはおうち矯正を選択し、下顎のみ拡大床装置による矯正歯科治療を行いました。しかし、床矯正治療では歯軸を改善できません。患児には治療可能な期間が約2年あり、その間に前歯で咬む咬断運動の訓練を指導しました。おうち矯正では反応をゆっくり待つ必要があるため、本症例のような片顎を拡大する場合は、拡大量を通常の半分のペース（通常は45°を週に2回のところ週に1回にする）で行い、上顎が反応しているか確認しながら治療を進めます。

上顎前歯部の形態は歯冠長径と歯冠幅の比が10：7といわれ、バランスが崩れている場合は、咬断運動をすることでよくなると考えられています。また、臨床的にも咬断運動が行われていないと理解できます。さらに、前歯部の被蓋関係は上顎前歯が下顎前歯を2mm覆っているのが正常な形態ですが、咬断運動をすることで被蓋関係は回復し、維持されます。

2つの症例のように、おうち矯正の前歯で咬む咬断運動の訓練で、歯冠長径と歯冠幅のバランスが改善することがあります。　　　　　　　　　　［鈴木］

Question 08 側方歯群の交換期は何に注意すべきでしょうか？

A 前歯部と比べて側方歯群に叢生が少ないのは、リーウェイスペースという天然の保隙装置があるためです。リーウェイスペースを喪失させないように、側方歯群の正常な交換を図る必要があります。

乳歯列側方歯群の歯冠幅径の合計と永久歯列の側方歯群との差をリーウェイスペースといい、乳歯列の歯冠幅径が上顎は0.8mm、下顎は3mmほど大きくなります。そのため、理論上は永久歯が萌出しても叢生にはならないのですが（図1）[1]、側方歯群にも叢生が発症することがあります。

1．乳臼歯の実質欠損

乳臼歯に実質欠損があると大臼歯が近心に移動し、後続の小臼歯の萌出スペースがなくなって叢生を発症します。これに対し、おうち矯正では乳臼歯のう蝕予防を対処法としています。う蝕が発生したら実質欠損を生じないように保存処置を行いますが、実質欠損が生じた場合は保隙装置を装着します。また、6歳臼歯が萌出時に近心傾斜して乳臼歯の歯根を吸収し、乳臼歯が早期脱落することもあるため、7歳ごろにパノラマX線写真を撮影して確認します。

2．犬歯の萌出時

乳歯の萌出は、下顎乳犬歯、上顎第1乳臼歯と続きます。側方歯群で歯冠幅径が永久歯より大きいのは第2乳臼歯のみであるため、犬歯の萌出時はスペース不足により叢生が発症しやすくなります。

おうち矯正では、犬歯に交換後、後方位の第1乳臼歯近心側を約1mm削合して対処します（第3章Q09参照）。欧州の小児歯科では基本的治療法です。

3．犬歯歯胚の位置異常

犬歯歯胚が側切歯側にあり、萌出した側切歯側にそのまま犬歯が萌出してしまうと、叢生になります。歯胚の位置異常はX線撮影以外では確認できません。2|2の遠心傾斜は、犬歯歯胚が側切歯の根尖部を押すために発症します。

位置異常の原因は歯列の狭窄です。床矯正治療に

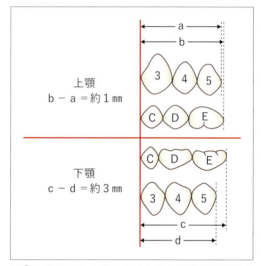

図❶ 乳歯と永久歯における側方歯群歯冠近遠心幅径総和の比較（参考文献[1]より引用改変）

よる歯列の拡大で犬歯歯胚の位置が戻る場合もありますが、必要に応じて第1乳臼歯の交換時に乳犬歯を抜歯し、犬歯歯胚を正しい位置に誘導します。早期に乳犬歯を抜歯すると犬歯の歯根は未完成のまま萌出せず、側切歯は乳犬歯側に移動します。乳犬歯の抜歯時期を見極めることが大切です。

4．乳犬歯の早期脱落

乳犬歯の脱落を放置すると、前歯は脱落側に、側切歯は舌側や口蓋側に移動し、犬歯の萌出スペースがなくなって叢生を発症します。本来、乳犬歯の早期脱落は前歯部の問題ですが、側方歯群の問題と誤解を招きやすいので特記しました。対処法は、床矯正治療による歯列の拡大でスペースを確保し、内側に移動した側切歯を前方に移動させます。　［鈴木］

【参考文献】
1）小野博志：乳歯および永久歯の歯冠近遠心幅径と各歯列内におけるその相関について．口腔病学会雑誌，27(3)：221-234，1960．

Column

萌出時期に合わせた治療の選択肢を提示する重要性

　第3章Q08で述べたとおり、リーウェイスペースの生理的な喪失は、混合歯列後期の臼歯の近心への移動力が要因の一つとなります。こうした移動力を考慮に入れなければ、図1のようにせっかく保隙したスペースを失ってしまいます。

　逆に、第1章Q22の症例6（P.62）のように、混合歯列期の移動力を利用して先天性欠如分のスペースを閉じることもあります。もちろん、先天性欠如には一般的な補綴治療や矯正歯科治療、インプラントなどが挙げられますが、経済的な問題や健康な歯を削りたくないなどの理由で、それらの治療を望まない保護者もいます。そのような場合で条件が合えば、混合歯列後期に代行乳歯を抜歯して近心移動を期待することを選択肢の一つとして提案します。そのうえで、「乳歯が抜けたらインプラントにする」「抜歯をしてダメならマルチブラケットへ移行したい」など、保護者がさまざまな選択をします。

　こうした際に大切なのは、かかりつけ臨床医として治療の選択肢を十分に提示することです。そして、「あのとき説明してもらえれば、その治療を選択できたのに……」といった治療機会の損失を招かないようにすることが重要です。

　われわれ臨床医は臼歯の近心移動の機序などの知識をもって定期的にパノラマX線写真を撮影し、生理的な萌出や時期に合わせておうち矯正を含めた咬合育成の選択肢を、患児や保護者に提示することが求められていると考えます。　　［大河内］

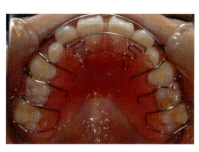

a：9歳6ヵ月、男児。前歯部の叢生の解消のために、側方拡大後に保定装置を装着した。おうち矯正を実施し、側方歯群の交換の経過観察を行った

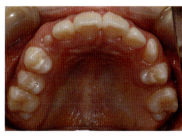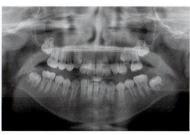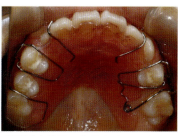

b：10歳4ヵ月。他院で|E が抜歯され、|6 が近心移動していた。|E の抜歯後に閉鎖型床装置の使用をやめてしまったとのこと。パノラマX線写真上でも|5 の萌出スペースがなくなっていた。すぐに後方スプリング装置を装着し、|6 の遠心移動を開始した

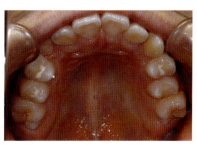

c：11歳1ヵ月。萌出スペースが確保され、|5 が萌出した。順調にいくはずだった側方歯群の交換が、本症例のような想定外の事態により横道に逸れてしまうことがある。混合歯列後期の臼歯の近心移動力は短期間でも思わぬ結果をもたらすことがあるため、十分に注意する必要がある

図❶ a〜c　乳臼歯の抜歯により|6 が近心移動した症例

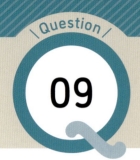

Question 09
乳臼歯の実質欠損などで近心移動した大臼歯はおうち矯正で治りますか？

A 近心移動した大臼歯はおうち矯正で治すことはできないため、矯正装置を用いた矯正歯科治療が必要です。また、リーウェイスペースを利用する場合は、乳歯の萌出直後に隣在歯の近心側を削合します。

1．矯正装置を用いて叢生の発症を予防する

側方歯群の叢生の発症を予防するためには、乳臼歯に実質欠損が生じないように、おうち矯正による指導が必要です。乳臼歯に実質欠損が生じると大臼歯が近心移動し、後続の小臼歯の萌出スペースがなくなって叢生が発症します。

図1は、E|遠心がう蝕になったことで実質欠損が生じ、これを補償するために6|が近心移動しました。このままではE|の後続永久歯である5|の萌出スペースが不足し、将来的に不正咬合を発症します。

萌出スペース不足の第2小臼歯は歯列外に位置異常を起こしたり（図2）、埋伏することもあります（図3）。その場合は、大臼歯が近心移動しないように保隙装置を用いて発症を予防します（図4）。

う蝕による実質欠損以外にも、乳臼歯が喪失してしまうケースはあります。たとえば、第1大臼歯が萌出する際に近心傾斜して歯冠が乳臼歯に引っかかってしまい、乳臼歯に歯根吸収が起きて脱落すると、近心傾斜した第1大臼歯は第2小臼歯の萌出スペースを奪ってしまいます（図5）。これを放置すると図2、3のような位置異常や埋伏する原因になるため、早期に矯正装置にてスペースを確保する必要があります（図6）。

2．リーウェイスペースを利用する

乳犬歯＋第1乳臼歯＋第2乳臼歯の歯冠幅径の合計は、犬歯＋第1小臼歯＋第2小臼歯の歯冠幅径の合計より大きいので、理論的には側方歯群に叢生は発症しません。しかしながら、犬歯や小臼歯に叢生が発症することはあります。なぜなら、永久歯に交換する順序が異なるからです。

一般的に理想的な永久側方歯群の萌出順序は、下顎犬歯、上顎第1小臼歯、下顎第1小臼歯、上顎犬歯、上顎第2小臼歯、下顎第2小臼歯とされます。

乳犬歯の歯冠幅径より犬歯のほうが約1mm大きいため、下顎乳犬歯が抜けても下顎犬歯の萌出スペースがありません。また、上顎第1乳臼歯の交換後は、次に萌出する上顎犬歯の萌出スペースが不足します。これらを放置すると、犬歯に捻転や位置異常が起こりやすくなります。

そこで、乳犬歯が歯の交換のために脱落したら、後方位の第1乳臼歯近心側を削合します。同様に、第1乳臼歯の脱落後は後方の第2乳臼歯近心側を削合します（図7）。欧州では、歯科の教科書の表紙になるくらい基本的な処置とされています。これによ

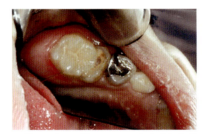
図❶ E|がう蝕になり、6|が近心移動した

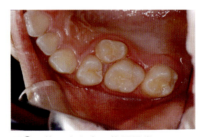
図❷ 第2小臼歯の位置異常

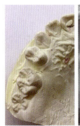
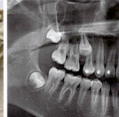
図❸ 第2小臼歯の埋伏

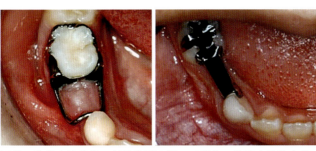
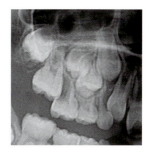

図❹ 乳歯を抜歯後、保隙装置を用いて叢生の発症を予防する

図❺ 8歳0ヵ月、女児。6|の位置異常

〔症例〕

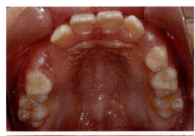
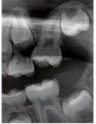
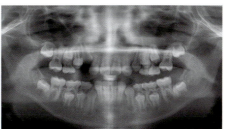

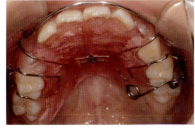

a：初診時。6|の近心傾斜によりE|の歯根が吸収されていた。このままではE|が早期に脱落して6|が近心移動を起こすため、予防的な6|の近心傾斜の改善に、遠心移動スプリング付き側方拡大装置を用いた矯正治療を開始した。6|の咬合面には、スプリングを引っかけるためのリンガルボタンを接着した

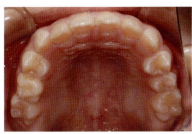
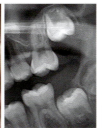

b：10歳2ヵ月。6|の近心傾斜は早期に改善され、その後に萌出スペースが確保された5|は正常に萌出した

図❻a、b　9歳0ヵ月、女児。6|の位置異常

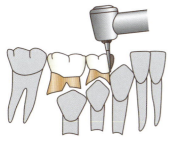
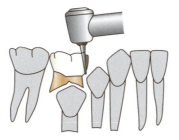
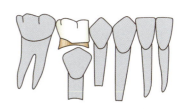

a：乳犬歯の脱落後に第1乳臼歯近心側を削合する

b：第1乳臼歯の脱落後に第2乳臼歯近心側を削合する

c：リーウェイスペースが確保され、後続の永久歯は正常に萌出する

図❼　リーウェイスペースを利用するために乳臼歯の近心側を削合する（参考文献1）より引用改変）

り、リーウェイスペースを有効に活用できるのです。

　おうち治療で歯列を育成するためにも、このような細かい処置が必要な場合もあります。　　［鈴木］

【参考文献】
1）van der Linden FPGM: Probllem and Procedures in Dentofacial Orthopedics. Quintessence, London, 1990.

Question 10 犬歯の歯胚位置異常への対処は？

A 異常な徴候がないか、まずはパノラマX線写真撮影などで発見する必要があります。

　犬歯の歯胚は乳犬歯の下にあるのが正常な位置関係ですが、犬歯の歯冠が側切歯側に位置することがあります。基本的に、萌出していない犬歯の位置異常はパノラマX線写真でしか確認できません。しかし、その徴候が口腔内に現れることがあります。それは、犬歯の歯胚が側切歯の根尖を押した結果、側切歯が遠心傾斜するケースです（図1）。側切歯の歯根部を指で触ると、犬歯の歯冠の隆起に触れることがあります。

　口腔内の視診で側切歯の近心傾斜が認められたならば、パノラマX線写真で確認すべきですが、犬歯の歯胚位置異常を早期に発見するには、定期的にパノラマX線写真を撮影し、乳犬歯と犬歯の歯胚の位置関係を観察する必要があります。

　図2の3|3の歯胚は、顎骨が小さいために位置異常が起こったと考えられます。処置として、おうち矯正で顎骨の成長を促したり、床矯正治療により上顎前歯の歯列を拡大することで改善を図りました。

　従来の矯正歯科治療の考え方では、歯胚の位置異常は治療の対象外でした。しかし、これが歯列の狭窄から発現するのであれば、矯正装置の使用やおうち矯正で改善することで、正しい萌出を促せます。

　図3は、1|1の歯胚が顎骨内で捻転していました。おうち矯正と拡大床装置による矯正歯科治療で1|1は正しく萌出しました。

　その他にも対処法はあります。図4は10歳10ヵ月、女児の上顎左側のパノラマX線写真です。|3の歯胚が|2の根尖に寄った位置異常です。|Cを抜歯すれば

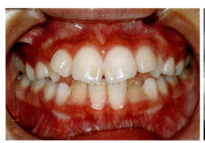
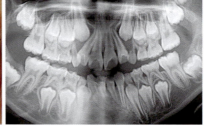

図❶　3|3の歯胚が2|2の根尖を押し、2|2が遠心傾斜している

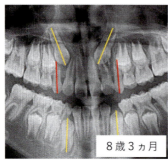
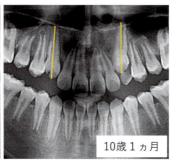

8歳3ヵ月　　　10歳1ヵ月

図❷　顎骨が小さいため、3|3の歯胚が位置異常を起こしたと考えられる。おうち矯正と床矯正治療によって3|3の位置が改善された

〔症例〕

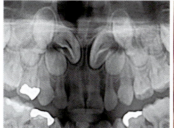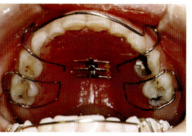

a：5歳1ヵ月。パノラマX線写真上で1|1の歯胚が顎骨内で捻転していた（左）。おうち矯正を指導し、拡大床装置を装着した（右）

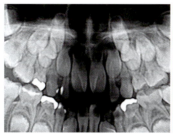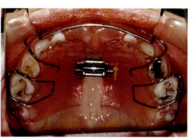

b：7歳5ヵ月。1|1の捻転は改善され、A|Aが脱落

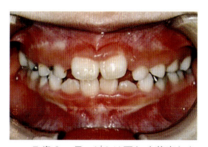

c：7歳9ヵ月。1|1は正しく萌出した
図❸ a〜c　5歳1ヵ月、女児。1|1の歯胚が顎骨内で捻転

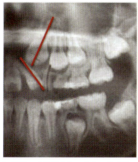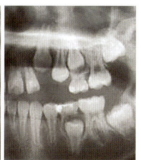

図❹　10歳10ヵ月、女児。|3の歯胚位置異常。|C抜歯後、|3は正常な位置に誘導された

　バイオロジカルに|3が正常な位置に戻る可能性はありますが、問題は「いつ抜歯するか」です。
　早期に乳犬歯を抜歯すると、犬歯が萌出せずに側切歯が遠心傾斜します。抜歯の目安として犬歯の根尖が1/2以上形成されていれば可能ですが、通常は第1乳臼歯が交換するときに抜歯します。これにより、側切歯側に傾斜した犬歯の歯胚は、正常な位置に誘導されることがあります（第1章Q22参照）。

　乳犬歯の根尖と犬歯の歯胚の位置を確認し、早期の介入が必要であれば、患児や保護者と話し合います。時機を逸しないために、定期的にパノラマX線写真を撮影し、観察することが大切です。　［鈴木］

Question 11 乳犬歯の早期脱落への対処は？

A 乳犬歯の早期脱落は、一見きれいに歯が並んでいるように見えるため、X線写真を提示し、治療の必要性を保護者に説明します。

　混合歯列前期に、早期に乳犬歯が脱落することがありますが、萌出スペース不足で早期脱落する場合や歯根吸収の機序によって乳犬歯が意図せずに抜けてしまうこともあります。

　図1は、ある患児の8歳時のパノラマX線写真です。3|3の歯胚はC|Cの下にありますが、なぜか|Cの歯根のみが吸収しています。このままでは|Cは早期に脱落します。乳犬歯は10歳ごろに永久歯に交換するため、9歳以前に乳犬歯が抜けていないかをチェックすることが、おうち矯正では大切です。

　乳犬歯の早期脱落を放置してしまった場合、残念ながらおうち矯正では治癒しないため、矯正装置による矯正歯科治療を行います。乳犬歯が早期脱落すると、以下の症例のように前歯が内側に移動してしまいます。移動を防ぐ場合は、保隙装置などを用いてスペースを確保します（図2）。

　下顎4前歯の叢生症例において、左右側どちらかの乳犬歯が脱落したケースでは、たとえば|Cの脱落では、2|1は遠心に転位し、上下の正中が一致しません（図3）。また、左右側乳犬歯がともに脱落したケースでも、側切歯が脱落した乳犬歯の位置にあり、叢生の程度が軽度と保護者は錯覚します。そのため、パノラマX線写真を提示し、犬歯の萌出スペースがないことを保護者に説明します。

　おうち矯正として必要なのは、まず乳犬歯の早期脱落に気づくことです。治療の前に、なぜ現在の歯列になったのかを考察しましょう。

　乳犬歯の脱落は、片側のみ、もしくは左右ともに脱落しているかによって治療の内容が異なります。図4の症例のように、C|Cが脱落すると前歯部は内側に傾斜しますが、正中は一致していました。上顎に叢生が認められ、おうち矯正のみの治療期間が確保できないと判断し、矯正装置による上下顎の側方拡大を同時に開始しました。下顎犬歯の歯冠幅径は7mmで、使用する側方拡大装置は5mmまで拡大できます。そのため、犬歯1歯分の歯冠幅径を拡大するには、基本的に矯正装置が2つ必要になります。また、両側では3つ必要で、治療期間は1年半に及びます。患児の年齢は9歳ですから、治療の途中で犬歯が萌出してゲームオーバーになる可能性があることを、保護者に説明する必要があります。

　実際には上下顎前歯も内側傾斜をしており、唇側移動することで歯周長が延長するため、拡大後に閉鎖型床装置で前歯部を唇側移動させます。なお、下顎側方拡大装置の数は余裕をもって見積もっているので、実際は数が減ることもあります。予想より装置の数が減ると、保護者は喜びます。治療の進行は患児や保護者に委ねられているため、ゆとりをもった治療計画が必要となります。　　　　[鈴木]

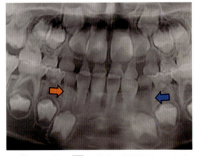
図❶　8歳。|Cの歯根が吸収しており、このままでは早期に脱落する

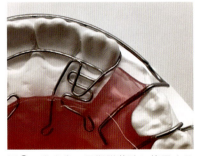
図❷　乳犬歯の早期脱落時に使用する保隙装置の一例

〔症例1〕

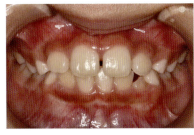
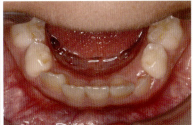

a：初診時。C|の早期脱落により下顎前歯が右側に偏位している。3|の萌出スペースがなく、正中も一致していない

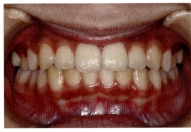
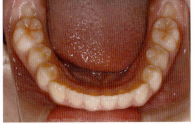

b：11歳3ヵ月。側方拡大装置を用いた矯正歯科治療およびおうち矯正の指導により歯列が改善した。片側の早期脱落は偏位した前歯を正常な位置へと誘導するため、治療に時間や手間がかかりやすい

図❸ a、b　7歳2ヵ月、女児。C|の早期脱落

〔症例2〕

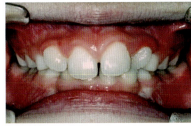
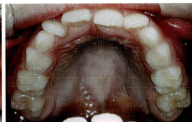
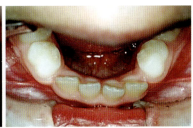

a：初診時。前歯部は内側に傾斜していたが、正中は一致していた。上顎の叢生や被蓋が深いこともあり、おうち矯正のみでは治療期間が確保できないため、上下顎に側方拡大装置の装着を開始した

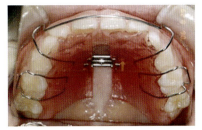
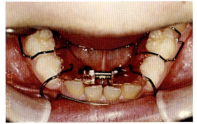
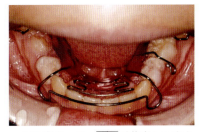

b：10歳6ヵ月。上下顎の拡大が終了した。拡大後も前歯部が内側傾斜しており、改善させるため、上下顎に閉鎖型床装置を装着した。また、前歯部の歯軸を整えるため、患児に咬断運動を指示した

c：11歳2ヵ月。3|3が萌出してきた。後方移動は不要で、1つの矯正装置の拡大で終了したのが不思議であった。前歯部の前方移動で歯周長が延長され、3|3のスペースが確保できた

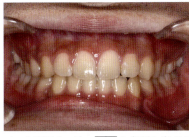
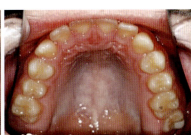
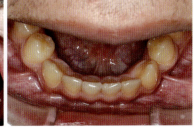

d：14歳10ヵ月。3|3を歯列に収めるために、側方拡大装置と閉鎖型床装置をそれぞれ1つずつ使用した。早期脱落の経緯を考えずに、見た目で後方移動処置や抜歯を選択したらどうなっていただろうか

図❹ a〜d　9歳6ヵ月、男児（混合歯列前期）。C|Cの早期脱落

Question 12 正中離開についてどのように考えますか？

A まずは正中離開の原因を確認し、生理的なものであれば、
咬断運動などのおうち矯正を指導することで改善を促します。

1. 正中離開

フランスでは上顎前歯が離開している状態を「幸運の歯（Dents du bonheur）」と呼び、「福を招く」「強運に恵まれる」などと考えられています（図1）。フランスの広告を見てみると、モデルで正中離開の方もいます。フランス在住の矯正歯科医である筆者の親戚に正中離開について聞くと、「本人の好みだね」との回答でした。民族的に多いこともありますが、正中離開の程度にもよるようです。

小児歯科では、萌出直後の上顎両側中切歯の正中離開や側切歯の遠心傾斜などの不正咬合を「みにくいアヒルの子時代（ugly ducking stage）」と呼びますが、犬歯の萌出によって修正されるものであり、矯正歯科治療の必要がないとしています。

正中離開の原因が生理的なものではないケースもあるため、鑑別診断を行う必要があります。重度の正中離開の原因の1つとして、正中過剰歯の存在があります（図2）。

また、上唇小帯の付着異常により上唇を上部に牽引すると、切歯乳頭部まで貧血帯を生じるケースがあります（図3）。切歯乳頭部まで付着している1|1中央部の上唇小帯を処置することで正中離開は改善しますが、軽度の場合はいつの間にか上唇小帯が短くなることもあるので、十分な観察が必要です。

そのほかに、1|1間に爪を押し込む悪習癖でも正中離開が起こります（図4）。この場合は、悪習慣をやめさせるように保護者に注意を促すおうち矯正で、正中離開を防ぎます。

2. 咬断運動による正中離開の閉鎖

多くの正中離開は、咬断運動により閉鎖します。ここで、歯根膜の働きについて考えてみましょう。

食事のときは、無意識に咀嚼をしています。歯根膜は咀嚼を指示しており、噛む力や噛む方向、噛み方、下顎体の位置を決定し、歯列を整えています。そして、歯根膜の最大の仕事は歯列を育成することです。

乱れた前歯の歯列を正すのは、咬断運動による歯根膜の恒常性の反応です（図5）。咬断運動による歯根膜の活性化は、おうち矯正の基本です（図6）。

生理的に正中離開が閉鎖しない場合は、矯正装置を用いることもあります（図7）。簡便な方法として、接着性レジンでボタンを前歯の唇側面に接着させ、

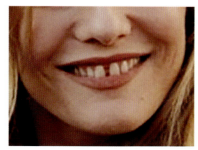

図❶ フランスでは正中離開のモデルもいる

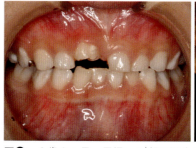
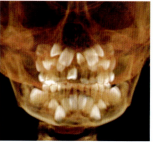

図❷ 6歳2ヵ月、男児。A|部に順生の過剰歯が萌出したため、X線写真を撮影した。顎骨内の上顎中切歯間にも逆性の過剰歯が認められ、顎骨内の上顎中切歯が著しく離開していた

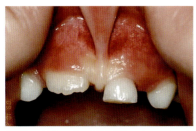
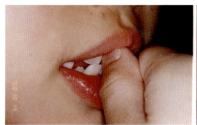
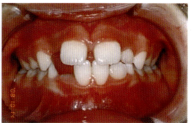

図❸　1|1の切歯乳頭部にまで及ぶ上唇小帯の付着異常と貧血帯

図❹　1|1間に爪を押し込む悪習癖による正中離開

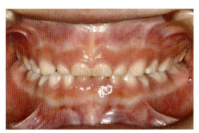
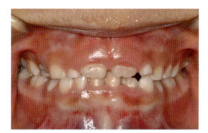
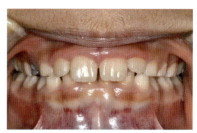

a：7歳3ヵ月　　　　　　　　b：7歳6ヵ月　　　　　　　　c：8歳9ヵ月

図❺a〜c　おうち矯正の指導結果。咬断運動により顎が育成され、乱れた前歯の歯列が正された。これが自然の姿であり、叢生を発症しない60％の子どもたちはこうした経過で正常咬合を獲得する

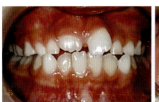
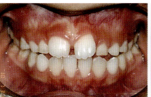
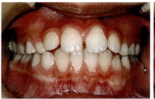
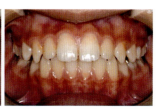

a：7歳2ヵ月　　　　b：7歳10ヵ月　　　　c：10歳2ヵ月　　　　d：10歳11ヵ月

図❻a〜d　|1の遠心傾斜は咬断運動によって歯軸が整っていき、正中離開が閉鎖した

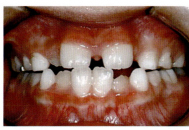
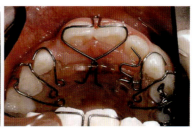

図❼　矯正装置を用いた正中離開の閉鎖

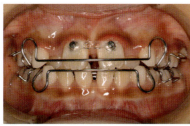

図❽　パワーチェーンを使用した正中離開の閉鎖

パワーチェーンを使用して正中離開を閉鎖します（図8）。ただし、歯根を支える歯槽骨が加骨していないため、矯正装置を外すと後戻りします。その際は、患児自身で顎間ゴム（エラスティック）を装着して修正を試みます。

このように、反応に合わせてさまざまな治療法が考えられます。

［鈴木］

第4章

反対咬合・交叉咬合・上顎前突編

Question 01 反対咬合とはどのような不正咬合でしょうか？

> **A** 反対咬合とは、前歯の3歯以上が連続して逆被蓋の状態で、発生機序により原因は異なりますが、複合的に作用している場合があります。そのため、発症原因への対処が必要です。

反対咬合とは、前歯の3歯以上が連続して逆被蓋の状態をいいます（図1）。前歯の3歯以内、もしくは臼歯部の逆被蓋は交叉咬合と呼ばれます（図2）。

1．反対咬合の発症原因

反対咬合は、発症原因により以下の3つに分類され、これらが複合的に作用する場合もあります。

① 機能性の反対咬合：下顎体の負の機能（低位舌や早期接触など）によるもの。負の機能が誘因となって下顎体が前方に誘導され、前歯が逆被蓋を呈する

② 歯性の反対咬合：前歯の萌出位置によるもの。上顎前歯が歯列弓より内側に萌出する場合と、下顎前歯が歯列弓より外側に萌出する場合がある

③ 骨格性の反対咬合：下顎体の過成長や上顎の劣成長により下顎が前方に位置する

②の歯性の反対咬合は前歯の萌出時の位置異常も問題ですが、萌出スペースがあるにもかかわらず上顎前歯が口蓋側に位置し続ける場合は、舌機能の低下が疑われます。下顎前歯は生理的に舌側から萌出しますが、唇側に移動している場合は、低位舌によって過剰な力がかかっていることが反対咬合の原因と推察できます。そのため、筆者は従来の反対咬合の分類が合併しているケースを考え直す必要があるのではないかと提言します。

歯性や骨格性の反対咬合は、低位舌などの機能性の問題がないか、確認する必要があります。①〜③の原因は、単独の場合もあれば、複合的に作用することもあります。機能性の反対咬合であれば、おうち矯正の指導対象です。これに複合的な原因を有する反対咬合を含めると、おうち矯正の指導対象は拡大すると考えます。

反対咬合の発症率は、1歳半の歯科健診時は16%ですが、10歳時では2%に低下すると報告されています。つまり、多くは自然に改善する不思議な不正咬合です。

図3のように、下顎永久前歯が歯列の内側に萌出するケースによく遭遇しますが、十分にスペースを確保し、舌が下顎前歯を押すことで正しい歯列に育成されます。生理的な舌側からの前歯萌出によって反対咬合が自然治癒することがあるため、前歯の生え変わりまで様子をみるのです。ただし、低位舌の場合は前歯の前方誘導が過剰に起こることがあります。われわれかかりつけ歯科医は、低位舌を見逃さずに「自然治癒を誘導するためにどのように介入す

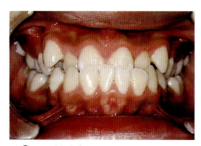

図❶　反対咬合

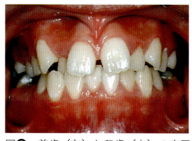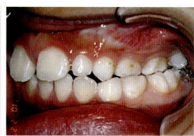

図❷　前歯（左）と臼歯（右）の交叉咬合

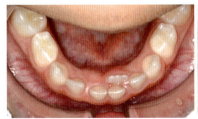
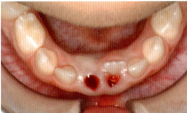
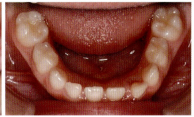

図❸ 「1が歯列の内側に萌出したケース。十分にスペースを確保し、舌が「1を押すことで、正しい歯列に育成される

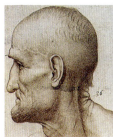
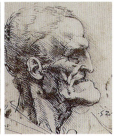

図❹ レオナルド・ダ・ヴィンチの下顎突出（左）と過成長（右）のデッサン

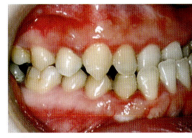
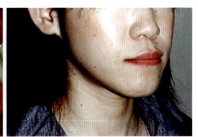

図❺ 下顎の過成長の口腔内写真と顔貌

べきか」を考えます。

　反対咬合は、上顎骨と下顎骨の相対的なアンバランスから中顔面が凹んで見えます。図4はレオナルド・ダ・ヴィンチのデッサンですが、下顎の突出や過成長を強調して描かれています。反対咬合は上顎の劣成長以外にも、下顎の過成長が顔貌に大きく関与します。

　反対咬合の10歳児の発症率は2％ですが、大学病院では矯正歯科の受診率が40％を超えるともいわれています。来院患者数が多い理由には、反対咬合が顔貌に関与し、他の疾患より治療が困難であることが考えられます（図5）。

2．AngleⅢ級に対する考察

　Angleの分類は第1大臼歯の近遠心的咬合関係を基にした不正咬合の分類法ですが、臼歯部の咬合関係がAngleⅢ級であっても、前歯部は逆被蓋になっていない場合もあります（図6）。

　一方の図7は、石膏模型ですが前歯は逆被蓋でもターミナルプレーンは垂直型（バーティカルタイプ）を呈していて、AngleⅠ級に移行しやすいタイプです。しかし、臼歯の咬合関係に問題がなくても、前歯部は側切歯が未萌出であるため交叉咬合と診断します。さらに、側切歯が口蓋側から萌出して4歯が逆被蓋になると反対咬合と診断されます。このように、前歯の被蓋関係からも反対咬合になり得ます。

　AngleⅢ級の解釈は、上下顎の咬合関係が上顎第1大臼歯に対して下顎第1大臼歯が近心位にあることを問題にしており、下顎体の過成長や上顎歯列弓の頭蓋に対する位置が考慮されていません。

　1899年、歯科矯正学において上下顎の位置関係の基準を定めたのがE.H. Angle（図8）です。Angleの分類は現在でも不正咬合を分類する基本とされていますが、「当時のアメリカの歯科矯正学ではAngleの矯正治療の方法は否定された」と東京医科歯科大

〔症例〕

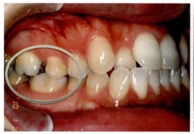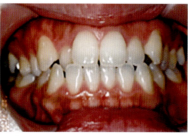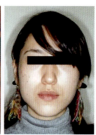

図❻　30歳11ヵ月、女性。叢生の治療で来院し、幼児のときは反対咬合であったとのこと。第1大臼歯の咬合関係はAngleⅢ級だが、前歯部の被蓋関係が何とか保たれていたため、下顎の過成長の特徴を顕著に示す顔貌ではなかった

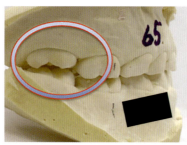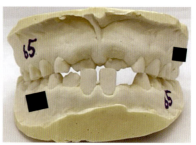

図❼　前歯は逆被蓋でもターミナルプレーンは垂直型を呈している（左：青丸部）。臼歯の咬合関係に問題がなくても、前歯部は側切歯が未萌出であるため交叉咬合である

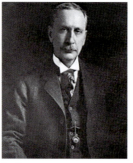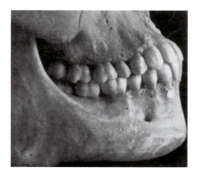

図❽　E.H. Angle　　　図❾　E.H. Angleが提示した骨格標本

学の三浦不二夫名誉教授が話されていました。

オールドグローリー・シンボルとして、Angleが理想的な咬合関係であると提示した骨格標本を調べると、それは黒人の骨格でした（図❾）。当時は人種差別があったため、「白人の歯列を黒人の歯列にするのか」と、アメリカの歯科矯正学では彼の矯正治療を否定したそうです。実際には黒人ではなく、ネイティブ・アメリカンの骨格であったことがのちに判明しています。

Angleの分類は、下顎の過成長を示す指標とはなりません。しかし、上顎の劣成長や下顎の過成長は顔貌に大きく関与するため、AngleⅢ級の診断に顎骨の問題を無視するわけにはいきません。

われわれ臨床医としては、下顎の過成長がいつから起こるかがカギとなります。下顎の発育については、骨格性に移行する混合歯列後期を目安に過成長がみられるとしていますが、この考えが正しいのかどうかも疑問です。

下顎体の過成長および上顎の劣成長は骨格的な問題もあり、その成長を止めるのは困難です。AngleⅢ級の診断には、下顎体の過成長と密接な関係があるとはいえ、直接に結びつけることはできないと考えます。

［鈴木］

Question 02 反対咬合において低位舌は何が問題なのでしょうか？

A 舌は外舌筋と内舌筋によって構成され、それらが複雑に機能することで舌の姿勢位を維持します。低位舌になると舌の姿勢位を維持できず、下顎体や下顎前歯を前方に押し出す力が働く場合があります。

　反対咬合の患児のなかには口をポカンと開けている、いわゆる「ポカン口」を引き起こしていることがあります。ポカン口とは、低位舌で舌背が口蓋に付いていない状態です。正しい舌の姿勢位（ポスチャー）は舌背が口蓋に付いており、これは乳幼児でも同様です。

　大人の前で子どもはよく見せようと顔を作っています。普段はポカンと口を開けていても、診療室では口を閉じて大人と接します。そのため、普段から口を開けていないかどうか、保護者に確認する必要があります。また、口を閉じた状態で口腔周囲筋に緊張がないか確認します。

　機能性の反対咬合の多くは、ポカン口から低位舌になって始まります。ポカン口の顔貌を観察すると、下顎体が前方に移動して下唇が上唇より突出している場合が多く、下顎の歯列は唇側に傾斜気味に誘導されています。この状態が続くと、下顎体が前方に移動して反対咬合に移行します。

　舌は複雑な構造をした筋肉の塊であり、舌の形態を整える内舌筋と、舌を動かす外舌筋に分けられます。外舌筋は舌骨や下顎骨に繋がっていますが、内舌筋は起始・停止がない筋肉です。口を開けているときは舌圧が低く、舌が働かないため姿勢位を維持できません。

　低位舌は怖い悪習慣です。低位舌になると舌骨上筋群に押し下げられて付着する舌骨も低位になり、オトガイ舌筋が下顎体を前方に誘導し、反対咬合を発症させます（図1）。

　舌機能の低下を防ぐため、舌背が口蓋に付けられるか診査しましょう（図2）。舌の機能の診査には、ガムトレーニングが有効です（第2章Q10参照）。

[鈴木]

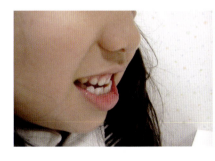
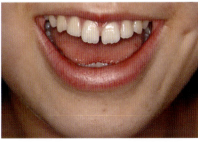

図❶　ポカン口で下顎体が前方に移動し、下唇が上唇より突出している。下顎の歯列も前方に誘導されており、この状態が続くと反対咬合になる

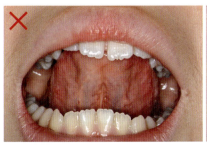
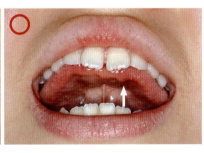

図❷　舌を挙上してもらい、舌機能を診査する。左：内舌筋のみ作用し、舌尖しか口蓋に付いていない。右：内舌筋と外舌筋の協調運動が正確であれば、舌背を口蓋全体に付けられる

Question 03 機能性の反対咬合と歯性の反対咬合の関係は？

A 機能性・歯性・骨格性の反対咬合の原因はそれぞれ独立したものではなく、複雑に絡み合います。早期に発生する機能性の問題は、歯性・骨格性の反対咬合に大きく影響すると考えます。

成長する過程に乳歯は存在しているため、ちょっとした外力にも影響されます。低年齢児の場合は機能性の反対咬合が多くを占め、機能の回復により歯列が改善します。

機能の回復には悪習癖の改善が必要です。では、どのように悪習癖を見つければよいでしょうか。

われわれ臨床医は口腔内を診て、正常な歯列と様子が違うときは「何か原因がある」と考えるべきです。そして、なぜ正常ではない歯列になったのか、その原因を見つけ出す名探偵になるのです。患児にさまざまな動作を再現してもらいましょう。とくに舌の悪習癖がないかを調べます（図1）。

カナダの脳神経科医・ペンフィールドのホムンクルスをイメージすると、理解が深まると思います（図2）。感覚野・運動野のホムンクルスはともに舌・口唇・手・指が大きく描かれており、どちらも舌は鋭敏に反応します。

1．機能性の反対咬合

反対咬合は放置すれば悪化します。成長に大きく関与するため、子どもの成長ステージを把握し、6歳までの第一次成長期のうちに治療を終了すべきですが、基本的には反対咬合に気づいたときに治療を開始します。

乳歯列期の反対咬合は歯性に問題があるとは考えにくいですが、発症原因を探るために舌を診査します。嚥下時に口腔から舌が突出したときに、舌の力で下顎前歯を前方に押し出したのか、低位舌で舌が押し出されたのか、把握しておく必要があります（図3、4）。「なぜ正常な形態が乱れたのか」を想像し、誰も見つけられなかった原因を見つけたときに、非常にやりがいがある仕事だと感じます。

舌の働きは、内舌筋が舌の形態を整え、外舌筋が舌の動きを司ります。低位舌では内舌筋の舌圧が低下し、外舌筋が負の働きをします。ポカン口は低位舌を引き起こし、オトガイ舌筋が下顎体を押し出して反対咬合の発症原因となります。おうち矯正では舌の姿勢位（ポスチャー）を維持できるように、舌背を口蓋に付ける訓練を指導します。

2．歯性の反対咬合

前歯は口輪筋と舌筋、臼歯は舌筋と頬筋のバランスの取れた位置に並び、正常な歯列を形成します。混合歯列期は、上顎前歯が口蓋側寄りに萌出するこ

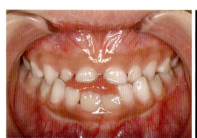
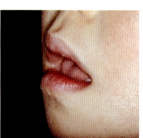
図❶ 口が開いており、低位舌の状態を見逃してはならない

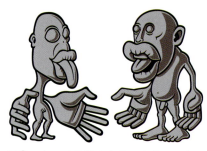
図❷ 左：感覚野のホムンクルス、右：運動野のホムンクルス（イラスト：ヒロ・コジマ）

〔症例1〕

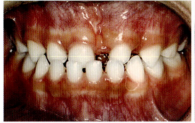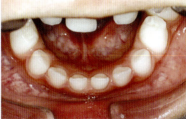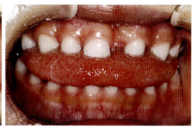

a：初診時。舌の診査を行ったところ、嚥下時に口腔から舌が突出した。低位舌であるため舌の形態が不定形で、舌が下顎前歯を前方に押し出していた

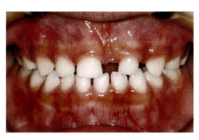

b：4歳0ヵ月。舌を口蓋に付けるおうち矯正の指導により、低位舌の原因が解消されて治癒した。さらに、上顎歯列を育成するため咬断運動を行うように指導した

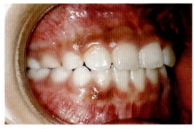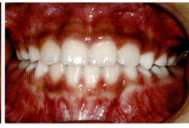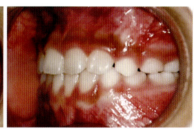

c：8歳1ヵ月。おうち矯正で被蓋が改善した。上顎歯列は咬断運動により育成され、4前歯の萌出スペースを確保できた。この先もおうち矯正の指導を続け、永久歯の咬合まで管理していく

図❸ a〜c　3歳10ヵ月、女児（乳歯列期）。機能性の反対咬合

〔症例2〕

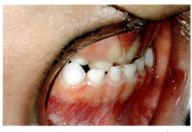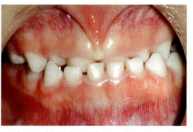

a：初診時。舌背が口蓋に付かず、低位舌が反対咬合の誘因とされる。上唇小帯が A|A に貧血体を作り、強直していた。永久歯の離開の原因になる場合は切除する

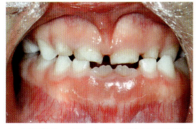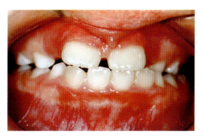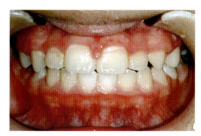

b：5歳1ヵ月。おうち矯正で舌背を口蓋に付ける指導を行った

c：7歳6ヵ月。おうち矯正を継続

d：9歳0ヵ月。反対咬合が改善した

図❹ a〜d　4歳6ヵ月、男児（乳歯列期）。機能性の反対咬合。おうち矯正による舌機能の回復で、歯列の口蓋側寄りに萌出した A|A を舌が前方に押し出して改善したと思われる。30年以上前の症例であるが、筆者は当時から舌の姿勢位に注視していた

〔症例3〕

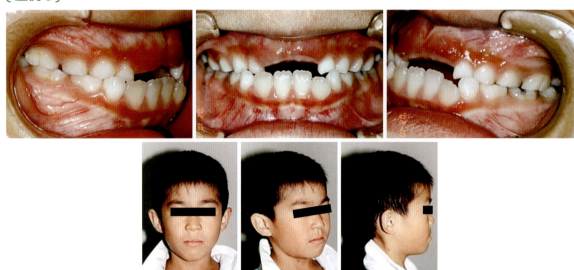

図❺a　7歳6ヵ月、男児（混合歯列前期）。主訴は下顎の叢生。顔貌に問題はないが、C B|B Cの早期接触があり、1|1が口蓋側寄りに萌出すると歯性の反対咬合に移行する可能性があった

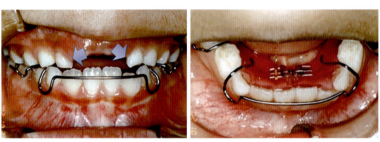

図❺b　おうち矯正の指導と下顎の叢生に対して拡大床装置の装着を開始した。矯正装置を使用する場合は、舌の生理的な問題も含めて設計する。舌と顎位は挙上し、舌の姿勢位と早期接触が改善した

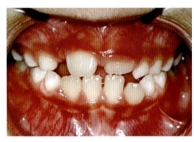

図❺c　7歳9ヵ月。1|1が口蓋側寄りに萌出してきた。反対咬合に移行する前に1|1を前方に移動させるため、再度低位舌を改善するおうち矯正の訓練を指導した

とで反対咬合が起こりやすくなります。反対咬合の症例を何度も経験すると、歯性の反対咬合は機能性が起因することも多いと考えます。低位舌のため、舌機能の低下によって上顎前歯を前方に押し出せなかったことが原因で反対咬合になるケースもあり、この場合はおうち矯正の舌の訓練のみでは改善が難しいため、下顎に矯正装置を併用して物理的に舌を挙上します（図5）。したがって、矯正装置は舌の生理的な問題を含めて設計する必要があります。

また、骨格性の反対咬合にも機能性に多くの問題がみられます。機能性・歯性・骨格性の反対咬合の原因はそれぞれ独立したものではなく、複雑に絡み合っています。なかでも、早期に発生する機能性の問題は、歯性・骨格性の反対咬合に大きく影響すると考えます。

「正しい機能と萌出スペースがあれば歯は機能的な位置に誘導される」と臨床で数多く経験してきました。もちろん、機能性の反対咬合にアプローチしても、咬合や歯列の問題で治療が進まないこともあります。そのときは、矯正装置を用いてアプローチ

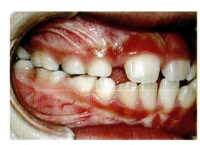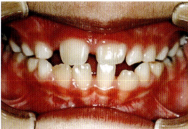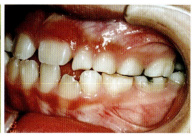

図❺d　7歳11ヵ月。1|1の被蓋は改善されたが、2|2の萌出スペースが不足していた。咬断運動を行うことで前歯部の歯列を育成するおうち矯正を指導した

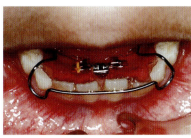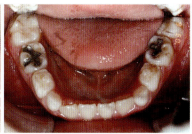

図❺e　8歳2ヵ月。下顎の拡大が終了した

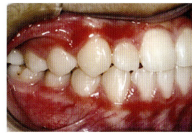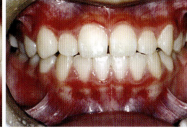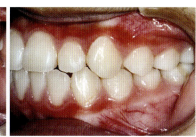

図❺f　15歳6ヵ月。2|2の萌出スペースが確保され、正しく萌出した

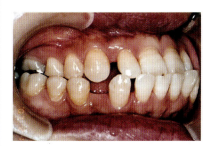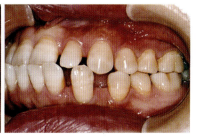

図❻　成人の反対咬合。機能的な診査をせずに、この反対咬合を歯性によるものとしてよいのか疑問である

すると、すばやく解決できる場合があります。われわれ臨床医は「なぜそうなったのか？」をつねに考え、視野を広げて多面的な発想で問題の糸口を見つけることが重要です（図6）。

○

近年、口腔機能に対して保険算定が可能になりました。筆者の考えが国に認定されるまで、長い年月がかかりました。先日、とあるメーカーの古手の社員が来訪し、「ようやく先生の時代が来ましたね」と話していましたが、筆者はもうすぐ80歳になります。これからは若手の歯科医師に頑張ってほしいと思っています。われわれの仕事は、「かかりつけ歯科医として、どのように患児の自然治癒力を引き出すか」です。そして、おうち矯正の概念でもあります。この考えを広めることが、患児や保護者の利益に繋がると信じています。　　　　　　　［鈴木］

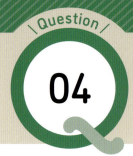

Question 04 機能性の反対咬合にはどのような原因が考えられますか？

A 機能性の反対咬合には、低位舌以外にも悪習癖や乳犬歯の早期接触などの原因が認められます。それらを問診や視診で見つけ出すことが必要です。

　機能性の反対咬合は、何らかの原因で「負の機能」が発現しているときにその原因を除去することで、改善がみられる場合があります。機能の改善により、反対咬合が自然治癒したケースもあります。

1. 悪習慣を探索する

　反対咬合の改善には、口腔健康管理を行っている患者さんに「昔の咬み合わせはどうでしたか？ 受け口でしたか？ そのときに何かおかしな仕草はなかったですか？」と質問し、手がかりを得ます。改善の理由の探索には問診しかありません（図1、2）。

　成人になっても下顎体が前方に突出する悪習癖は残ります。たとえば、緊張をしているときは正常でも、気が緩むと下顎体を突き出す人もいます。患者さんの悪習癖は教科書どおりとは限らないため、歯科医師は原因を探すしかないのです。つまり、患者さんが「お師匠さん」です。

　昔の話ですが、コメディアンである故・志村けんさんの下顎を突き出すポーズをしながら「アイーン」と言うギャグを真似していたことで、反対咬合になった子どもがいました。下顎を突き出す動作の習慣化は、反対咬合になると示唆されます（図3）。

　また、診療室で子どもはユニットに座って「ブクブクうがい」をします。この行為も観察しましょう。通常は水を頬に溜めてから行いますが、一部の子どもは口腔前庭（前歯と口唇の間）に水を含んでブクブクさせます。このようなやり方は下顎を前方に移動させる可能性があり、注意が必要です（図4）。

　このように、ちょっとした動作でも長期に日常化することで成長発育に影響を及ぼすため、詳細な問診を心がけます。

2. 乳犬歯などの早期接触に注意する

　機能性の反対咬合では、早期接触にも注意が必要

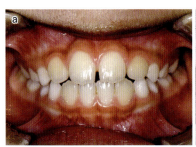
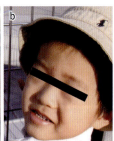
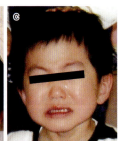

図❶　叢生が心配を主訴に来院したときの前歯部の被蓋関係は正常で（a）、3歳1ヵ月時は反対咬合であったとのこと（b）。当時の写真を持参してもらうと、小さいころは泣き虫であった。泣いているときは声を出して力むため、下顎体が前方に出やすく反対咬合になる（c）

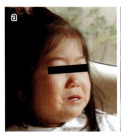
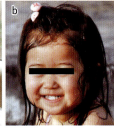
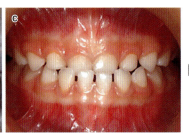
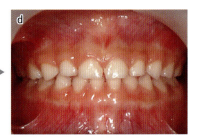

図❷　a〜c：図1と同様に泣き虫で、笑っているときは口の筋肉より下顎の筋肉のほうが力が強く、下顎が前方に出る反対咬合の女児。d：1年2ヵ月後。反対咬合は改善した

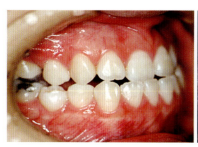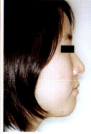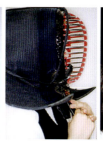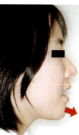

図❸ 中学生のころの部活で使っていた剣道の面のサイズが合わず、安定させるため頻繁に下顎を突き出していたとのこと。下顎体を前方に突き出す癖が、反対咬合を発症する原因になったと考えられる

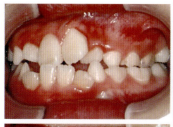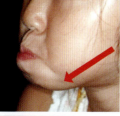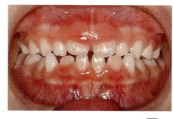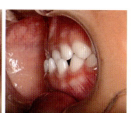
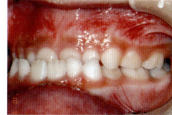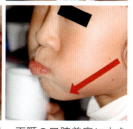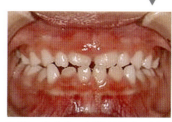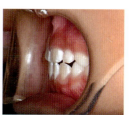

図❹ ブクブクうがいを観察する。下顎の口腔前庭に水を含んで下顎体を前後させていないか注意する必要がある

図❺ 乳犬歯の早期接触を原因とする反対咬合。上段：咬合調整前。下段：咬合調整後。咬合調整とおうち矯正により反対咬合が改善

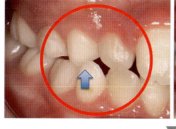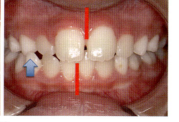
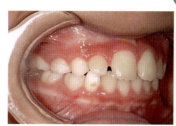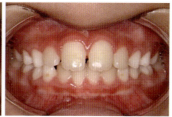

図❻ C|の早期接触による臼歯部の交叉咬合と正中のずれ。下段：おうち矯正後3ヵ月

です。歯科矯正学の教科書にも記載されており、乳犬歯などの早期接触により機能的に下顎体が前方に誘導され、前歯が逆被蓋になることがあります。この場合は基本的に咬合調整を行いますが、この処置もおうち矯正と認識しています（図5）。乳犬歯の削合により、早期に結果が出る場合もあります。早期接触を見つけるには、保護者の「子どもの咬み合わせがおかしい」「自分の歯並びとどこかが違う」という気づきが重要です。

　早期接触により機能的に下顎体が誘導されるのは前方だけではなく、側方に偏位するケースもあります。下顎体が前方に誘導されると反対咬合になりますが、左右の誘導は正中がずれ、臼歯部の交叉咬合になる可能性があります（図6）。

　おうち矯正の一つとして、成長とともに口腔内写真を撮影して一刻も早く早期接触を発見し、対処することで不正咬合を予防します。　　　　　［鈴木］

Question 05 骨格性の反対咬合におうち矯正は有効でしょうか？

A 骨格性の反対咬合をおうち矯正のみで治療するのは困難です。
ただし、機能性の問題が複合的に認められるときはその問題にアプローチし、可能なかぎり骨格性の反対咬合に移行させないことが肝要です。

歯科医師は、おもに歯および歯列を治療対象としています。歯を支えている顎骨の過成長については残念ながら一般開業医の治療対象ではなく、成長が終わった後では、外科的矯正治療などに頼るしかありません。

おうち矯正でできることは、可能なかぎり骨格性の反対咬合に移行させないことが肝要と考えます。骨格性の反対咬合であっても、臨床では低年齢のときに機能性の問題を認めることが少なくないため、できるだけ早期にアプローチします。さらに、骨格性の反対咬合の特徴である顔貌の確認も重要です。混合歯列前期にロングフェイスの傾向を示すケースもあり、一度偏位した顔貌はおうち矯正や床矯正治療で改善できません。

1．家族歴を問診

歯科大学の教育では、ハプスブルグ家の反対咬合の発現図から遺伝的な要因を含むとされ、反対咬合には家族歴があると習います。ハプスブルグ家の一族の肖像画を見ると、成人は反対咬合様顔貌ですが、幼児期は正常です（図1）[1]。そのため、遺伝的要因を重要視し、初診時に反対咬合の患者さんには「家族や親戚に反対咬合の方はいらっしゃいますか？」と、必ず家族歴を問診します。

須佐見らは、反対咬合の家族歴がある者とない者について調査し、患者本人のみが反対咬合である者が50.7％、血縁者に反対咬合を認める者が49.3％と、約半分に遺伝的要因があると報告しています[2]。しかし、現在でも下顎前突の原因となる遺伝子は完全に解明されていないといわれています。

患者さんの心情は別として、問診して家族歴がある場合は考慮します。

2．遺伝的要因が強い骨格性の反対咬合

遺伝的要因が強く、大学病院で外科的矯正治療が可能な時期まで待つようにと言われたため、相談に来院した6歳9ヵ月の女児です（図2）。三代にわたる反対咬合の家系でした。

下唇が上唇より突出し、下顎体が前方に移動していました。遺伝的要因を考慮しても、今後どのように発現していくかは未知数です。まずは原因となる低位舌に対しておうち矯正を指導しました。年齢にも考慮して床矯正装置を併用し、その反応と成長を慎重に観察しながら治療を進めました。

13歳1ヵ月には下顎骨の成長のピークが過ぎ、初診と比べて顔貌は改善しました。しかし、まだ被蓋が浅く、咬合が不安定なため、おうち矯正の継続が必要です。患児や保護者が理想を求めているのであれば、骨格的な問題や咬合に対してさらなる治療の提示が必要です。多くはこの結果に十分満足してくれますが、「どこまで治すのか」は、われわれ臨床医がその選択肢を提示することが重要です。

本症例において、この治療結果に祖父と父親がどれほど喜んだことでしょう。また、患児が大人にな

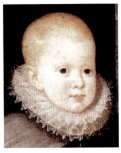
a：幼年期

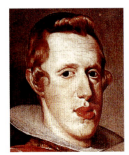
b：成人

図❶ a、b　フェリペ4世の顔貌の比較（参考文献[1]より転載）

〔症例1〕

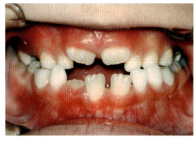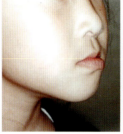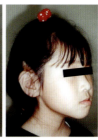

a：初診時。下唇が上唇より突出し、下顎体が前方に移動していた。低位舌に対しておうち矯正を指導し、年齢にも考慮して床矯正装置を併用した

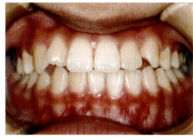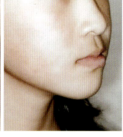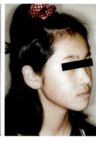

b：8歳9ヵ月。前歯部の被蓋は確保されたが、下唇がやや突出していた。下顎骨の突出感を改善する目的でパナシールドを使用し、前歯で咬む咬断運動を指導して上顎骨の成長を促した

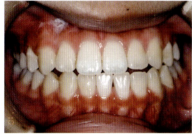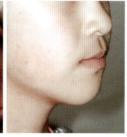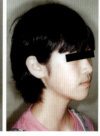

c：13歳1ヵ月。初診と比べて顔貌は改善した。まだ被蓋が浅く、咬合が不安定なため、おうち矯正の継続が必要である

図❷a～c　6歳9ヵ月、女児。遺伝的要因が強い骨格性の反対咬合

り、結婚して子どもを授かったときに、おうち矯正の重要性を理解してくれていることを期待します。遺伝的要因を考慮し、最大限に努力して患児や保護者の希望を叶えていきましょう。

3．上顎骨の劣成長がみられる反対咬合

　反対咬合および臼歯部の交叉咬合は上顎骨の劣成長が要因ですが、下顎との咬合で成長が阻害されます。これを放置すると顔貌が大きく変わります。

　図3は4歳1ヵ月、乳歯列期の女児です。中顔面の発達が悪く、上顎骨の前方および側方の劣成長が認められます。他院で下顎の成長期までは見守り、場合によっては顎切りの外科的矯正治療になると言われ、心配になり来院しました。今後の成長は予測できないため、外科的矯正治療の可能性がないとは言い切れません。筆者のいまも変わらず持ち続けている「自分の子どものようにできることをしてあげたい」という想いを患児と保護者に伝えたところ、納得が得られたため、おうち矯正と床矯正治療を開始しました。

20歳8ヵ月で顔貌が改善しました。本症例は|2が先天性欠如でしたが、患者さんの希望で|Cを残しました。咬合は安定しています。

　これらの難症例に筆者は頭を抱え、どう対処するか悩みました。しかし、経験することで自ずと治療法がみえてきます。解剖学や生理学の知見があれば、難しい状態から抜け出す技法があるはずです。

　最近の医学や歯科学の理論は、実学に結びついていない感があります。われわれ臨床医には理論ではなく、経験や技術に基づく実学が基本ではないでしょうか。患児や保護者が求めているものも同様であると考えます。

　反対咬合は歯列のみならず、顔貌に大きく関与する不正咬合です。大袈裟にいえば、人生にもかかわってきます。歯科医師は単に不正咬合を治療するのではなく、患児や保護者の価値観に影響を与えることを認識し、治療に向き合う心構えが必要です。

　床矯正研究会を創設したときの筆者の考えは、「自分の家族に行わないことを患児に施術しない」でし

〔症例2〕

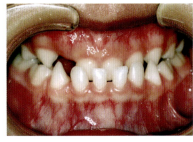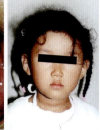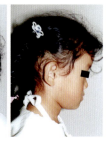

a：初診時。中顔面の発達が悪く、上顎骨の前方および側方の劣成長が認められた

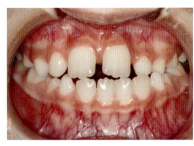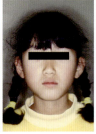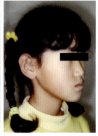

b：10歳5ヵ月。拡大床装置の装着によって切端咬合となり、咬断運動を行えるようになったが、中顔面がまだ平坦である。おうち矯正の食育指導を行った

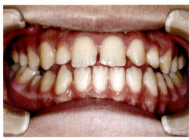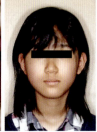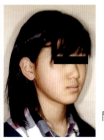

c：13歳7ヵ月。前歯部の被蓋関係の改善により、顔貌が変化してきた

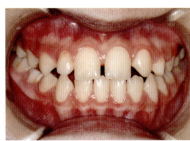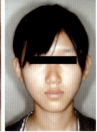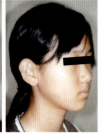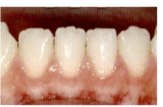

d：15歳1ヵ月。身長の伸びが止まり、中顔面も立体的になった。前歯で咬む咬断運動が行われていないため下顎前歯が咬耗しておらず、発育葉（切縁結節）が認められた。再度おうち矯正の食育指導を行った

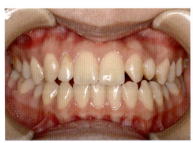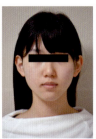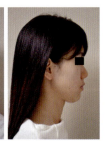

e：20歳8ヵ月。さらに顔貌が改善した。|2が先天性欠如で、患者の希望でC|を残した。咬合は安定している

図❸ a〜e　4歳1ヵ月、女児（乳歯列期）。上顎骨の劣成長がみられる前歯部反対咬合

た。自分の家族なら何もしないで様子をみるのではなく、いまできることを最大限行うのではないでしょうか。おうち矯正とは、家族のように患児や保護者に寄り添うという考えのもと、かかりつけ歯科医が行う早期治療なのです。　　　　　　　［鈴木］

【参考文献】
1）鈴木設矢：臨床医のための床矯正・矯正治療 反対咬合篇. 弘文堂, 東京, 2012：62-63.
2）須佐見隆三, 串田修子, 他：下顎前突者の実態（その1）質問表による調査成績とその分析. 日矯歯誌, 27：118-124, 1968.

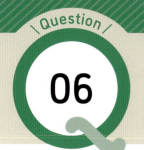

Question 06 骨格性の反対咬合で注意すべきことは？

A 骨格の成長には注意が必要です。
身長が伸びる時期は下顎骨の成長を十分に配慮し、
顔貌に影響が及んでいる場合はできるだけ早期にアプローチを開始します。

1．被蓋の深さを確認する

浅い被蓋関係は骨格性の反対咬合になる可能性が高いと記載した書籍もあり、被蓋の深さの確認は重要です。浅い被蓋でも、矯正治療後におうち矯正の前歯で咬む咬断運動を積極的に指導することで、被蓋関係が改善する場合があります（図1、2）。

2．治療前後の顔貌に注意する

東京歯科医学専門学校（東京歯科大学の前身）・榎本美彦教授の著書『新纂矯正歯科学』に記載された小児の反対咬合の症例をみると、処置後の臼歯の咬合関係はAngleⅢ級だったものの、顔貌は骨格性に移行していませんでした（図3）。

では、治療開始時期が遅い患者さんの顔貌はどうなるのでしょうか。

図4の男子は16歳で治療を開始しましたが、結果として顔貌は骨格性に移行しませんでした。男子は17歳ごろまで成長するため、治療開始時期が遅ければ、骨格の成長を加味する必要があります。

3．骨格性の問題がみられる顔貌に注意する

下顎骨は手足の骨と同じ長管骨の部類に入るため、身長が伸びる時期は下顎の過成長に注意が必要です。女子は14歳まで、男子は17歳まで成長に気を配り、個体差も考慮します。男子と異なり、女子は犬歯の萌出と同時に骨の成長が始まります。小学校高学年

〔症例1〕

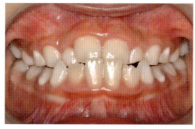

a：初診時。上顎前歯は狭窄しており、スペース不足で叢生を発症する可能性が高かったため、前方スプリングを付与した側方拡大装置を装着した

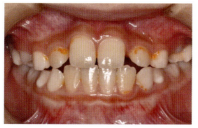

b：8歳2ヵ月。1|1が前方に移動した。浅い被蓋関係で、歯軸が遠心傾斜をしていた。おうち矯正の前歯で咬む咬断運動で改善を図った

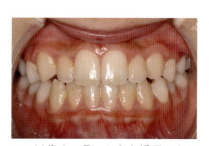

c：11歳0ヵ月。おうち矯正により1|1の歯軸と被蓋関係が改善した

図❶a～c　7歳5ヵ月、女児（混合歯列前期）。浅い被蓋関係の6前歯の反対咬合および叢生

〔症例2〕

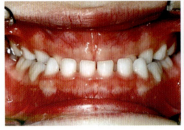 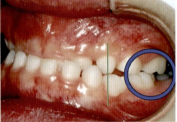 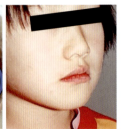

a：初診時。顔貌や口唇に異常はみられなかった。咬合関係はAngleⅢ級で、骨格性の反対咬合に移行してもおかしくないほど重篤な状態だが、上顎前方移動装置の装着とおうち矯正を指導した

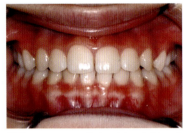 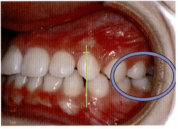 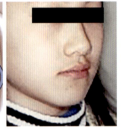

b：10年4ヵ月。被蓋が改善した。乳歯が永久歯に交換したが、咬合関係は|3 が|3 4の間にある。重篤化する前に対応できた。成長を考慮し、できるかぎり対処することで、治療の可能性を見出すのである

図❷a、b　6歳0ヵ月、女児。6歯以上の深い逆被蓋の反対咬合

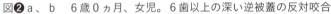

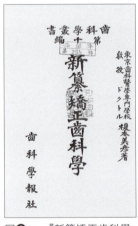

図❸a　『新纂矯正歯科學』（歯科學報社）。日本歯科大学生命歯学部図書館蔵

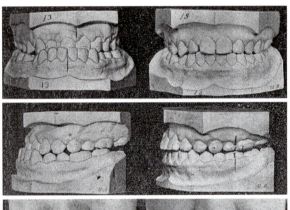

図❸b　骨格性反対咬合に対する症例の処置前後。スタディーモデルと顔貌の比較（参考文献[1]より転載）

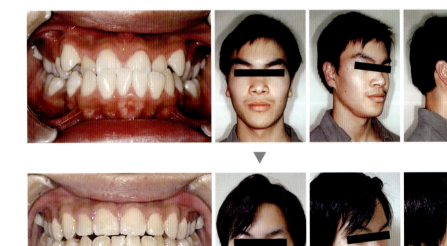

図❹　16歳で治療を開始したが、反対咬合は改善し、顔貌も骨格性に移行していない

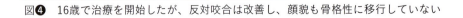

〔症例3〕

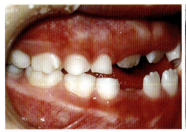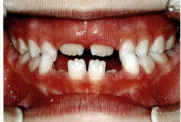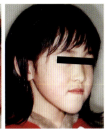

a：初診時。下顎が前方に突出し、ロングフェイスの傾向がみられた

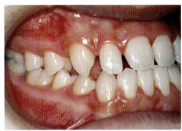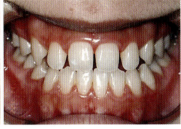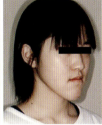

b：14歳3ヵ月。成長期のおうち矯正と上顎前方移動装置の装着などで前歯部の被蓋は改善したが、上顎の隙間や咬合関係、下顎に骨格性の問題が残った。3|3は4|4の位置にあり、AngleⅢ級、下顎の過成長の状態で治療が終了した

図❺a、b　7歳0ヵ月、女児（混合歯列前期）。下顎が前方に突出し、骨格性の反対咬合を視野に入れる必要があった

〔症例4〕

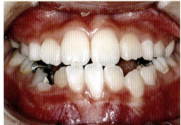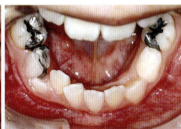

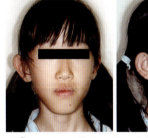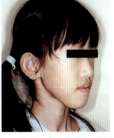

a：初診時。すでにロングフェイスの傾向がみられた。顔貌の変化は混合歯列期前期に起こったと考えられたため、9歳以前の顔写真を持参してもらった

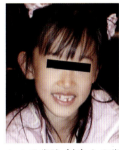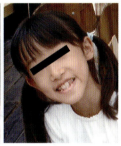

b：6歳時（左）と8歳時（右）の顔写真。顕著な顔貌の異常は見られなかった。下顎骨の過成長が9歳ごろから起こったと考えられる

図❻a、b　9歳0ヵ月、女児（混合歯列期後期）。9歳になったばかりであったが、すでに3|3が萌出していた。骨格性の成長を開始する第二次成長期に入っていると解釈し、治療にあたった

になると、一部の女子は男子より身長が高くなりますが、遅れて男子の成長が開始され、2年後の身長は女子より高くなります。

さらに、骨格性の問題は成長期だけに限りません。成長前の顔貌に徴候がみられる場合は、早期にアプローチを開始します（図5、6）。

われわれ臨床医が経験できる臨床数は限られており、トリガーとなる下顎体が過成長を開始する時期を断定できません。しかし、少なくとも混合歯列期後期までに反対咬合を治癒させて、下顎体の過成長を防ぐべきであると考えます。また、顔貌に影響が及んでいる場合は、より早い時期から注視します。

これまでの症例は、おうち矯正の指導のみでは改善されません。矯正装置による矯正歯科治療で被蓋関係が改善しても、顔貌は回復しないケースもあります。骨格性の問題は難しく、顔貌に過成長の影響が表れると対処方法はありません。7歳以前でも図5のようにロングフェイスになり、難症例の反対咬合に移行する可能性があるため、見落としてはならないシグナルです。さらなる悪化を防ぐため、できるかぎり処置を行います。顔貌が骨格性に移行することに関係するのは年齢だけではありません。顔貌は1つの大きな診断材料であるため、治療開始時の検査は非常に大切です。　　　　　　［鈴木］

【参考文献】
1）榎本美彦：新纂矯正歯科學．歯科學報社，東京，1930：641．

Question 07 反対咬合の治癒過程における前歯の変化は？

A 反対咬合の治癒過程では、前歯や顎骨、またはそれらが同時に移動する場合があるため、歯軸をコントロールしながら上顎骨を前方成長させ、下顎骨の過成長を防ぐおうち矯正を低年齢から行います。

　反対咬合の治癒過程における上顎中切歯の歯軸の改善を、歯の移動方法によってどのように変化するのか考察しました。あくまで私案です。実際には可動条件により歯根の動きは変わります。患児がこちらの指示を守っているかは疑問ですが、歯根の動きに関しては、参考にはなると考えます。

1．上顎中切歯の歯軸の傾斜（図1）

　上顎中切歯の歯軸が内傾斜から直立すると、歯槽骨も形態を変え、中顔面を変化させます。中切歯の歯軸が内傾斜から直立せずに内側へ傾斜すると歯槽骨の形態は変化しないため、中顔面の育成は期待できません。反対咬合の治療において中切歯の歯軸方向の改善は、顔貌の回復に大きく関与する問題です。中切歯の歯軸が傾斜して被蓋関係が改善すると、歯槽突起や歯根膜は中顔面の前方へ移動せずに陥入した形態となり、歯槽骨の形態に大きく影響します。

2．下顎体の後方移動（図2）

　機能性の反対咬合では、基本的に下顎体の後退直後は上顎前歯部の歯軸は変化しません。一方、歯体移動であれば歯槽突起が前方に移動して、中顔面の形態が外側に移動します。

〔症例1〕

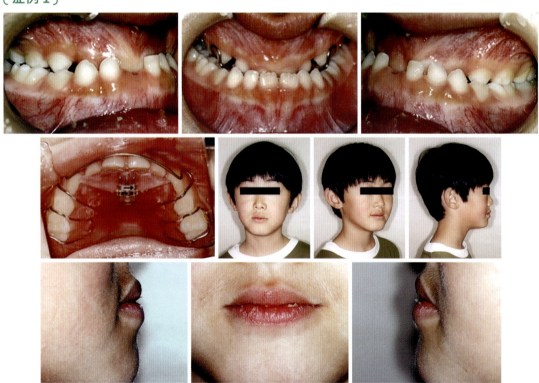

図❶a　5歳9ヵ月、男児（混合歯列期前期）。咬合関係は重篤な状態で、単なる歯列の不正咬合ではなかった。下顎体の問題だけではなく、上顎は重度の発育不全であったが、下唇は思ったほど突出していなかった

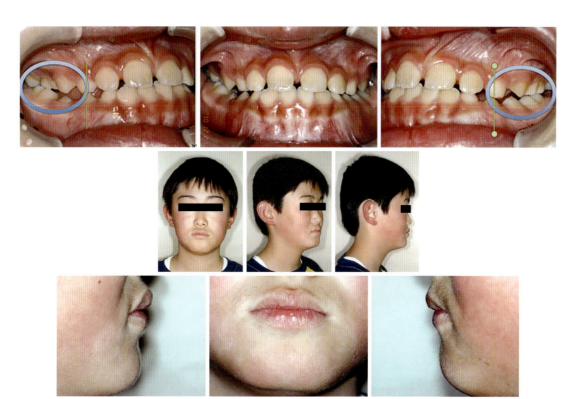

図❶b　9歳5ヵ月。混合歯列期後期まで動的処置として、上顎には4回の前方移動装置の装着、加えて側方拡大装置の装着による矯正歯科治療を行った。第1大臼歯の咬合関係はAngleⅢ級のままであった。中顔面の発育は悪かったが、下唇の突出は改善した

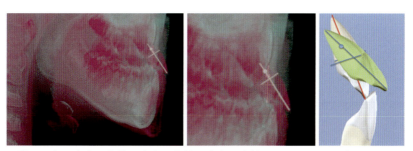

図❶c　左、中央：術前を青色、術後を赤色に変換したセファロを重ねたもの。歯軸に白線を引き、歯根の中央に丸印を付けた。丸印を基点に、歯軸はほぼ唇側に傾斜している

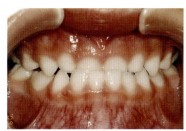

a：機能性の反対咬合

図❷　下顎体の後方移動

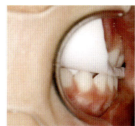
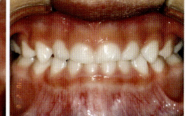

b：パナシールド（オーラルアカデミー）の装着により下顎体は後退し、反対咬合が改善した

3．上顎骨の前方成長と下顎骨の過成長を防止

上顎骨の前方成長をおうち矯正と矯正装置を併用して正しい成長へと誘導した結果、下顎骨の過成長と側方の偏位を防止できた症例を図3に提示します。

4．前方移動装置の歯軸（図4）

前方移動装置の構造上、どうしても切端に矯正力がかかりやすく、傾斜移動を助長することがあるため、使用や設計にあたり十分に注意が必要です。ま

〔症例2〕

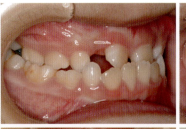
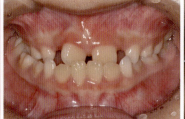
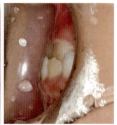
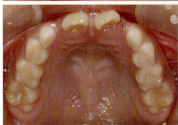
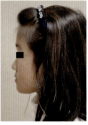

図❸a　7歳3ヵ月、女児。前歯部に逆被蓋と叢生がみられ、右側臼歯部の交叉咬合による顎の偏位および上顎の劣成長が認められた

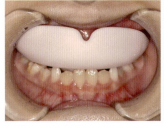
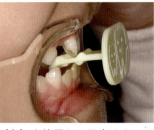
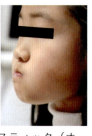
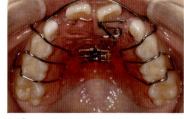

図❸b　就寝時はパナシールド（左）を使用し、日中はタッチスティック（オーラルアカデミー：中央）で舌の姿勢位（ポスチャー）を改善させる指導を行った。また、口腔前庭でうがいする悪習癖には注意を促した

図❸c　初診から1ヵ月。前方スプリングを付与した上顎側方拡大装置を装着した

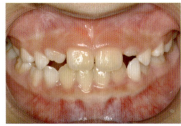
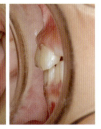
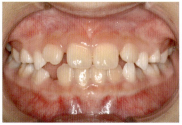
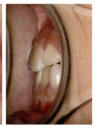

図❸d　7歳10ヵ月。被蓋関係は改善したが、上顎側方拡大装置の装着を継続した。ここから上顎を前方に成長させるため、おうち矯正を指導した

図❸e　8歳2ヵ月。上顎の側方への拡大を終了し、閉鎖型床装置を装着した。さらにおうち矯正の継続が重要である

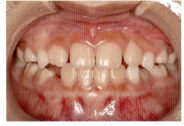
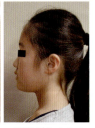
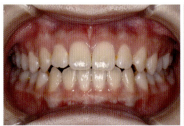
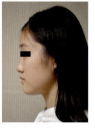

図❸f　8歳6ヵ月。顔貌が回復し、歯列が安定した

図❸g　16歳5ヵ月。口腔内と顔貌は改善した。おうち矯正と矯正装置を併用したことで、成長が正しくキャッチアップできた結果と考えられる。本来は、もっと低年齢からおうち矯正で介入すべきであった

たスクリューの設計上の関係で、側方拡大装置より上顎前歯部に厚みが出てしまいます。舌の挙上を阻害する構造になるため、必ずおうち矯正で舌の挙上トレーニングを行います。そして、前方移動装置の装着はできるだけ短期間で終了し、舌の姿勢位を阻害しない閉鎖型床装置などに変更します。

中顔面の育成を図るため、上顎中切歯の歯軸を傾斜させないように処置する必要があります。前方移

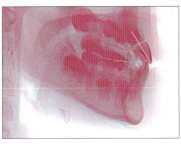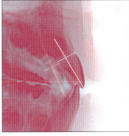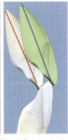

図❸h　左、中央：7歳3ヵ月（術前）を青色、10歳1ヵ月（術後）を赤色に変換したセファロを重ねたもの。中切歯の歯軸に歯体移動の傾向があった。上顎が前方に成長すると中顔面に影響を与えるため、顔貌にも大きな変化がみられた

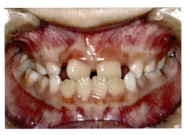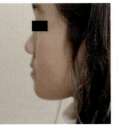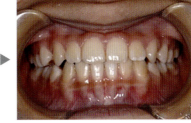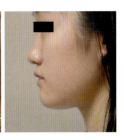

- 7歳3ヵ月
- 16歳5ヵ月

図❸i　初診時と治療終了時の比較。中顔面の発育と下顎の成長の抑制により、側貌のバランスが改善した

〔症例3〕

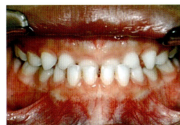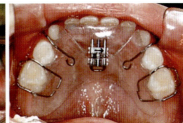

a：2001年8月。前歯に反対咬合が認められ、前方移動装置を装着した

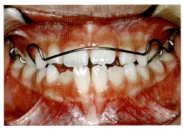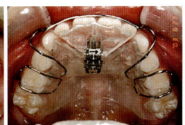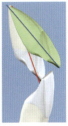

b：2003年6月。1|1の切端が上方に移動し、歯軸が傾斜移動した
図❹a、b　乳歯列期。前方移動装置を装着して反対咬合を改善

動装置のコントロールが難しければ、前方スプリングが付与された矯正装置に変更するか、機能的マウスピース装置などの使用を検討します。

どのような矯正装置を使用するにせよ、反対咬合の治療目的は、前歯部歯軸のコントロールと上顎骨の前方成長の促進および下顎骨の過成長の抑制です。矯正装置の特性や機序を理解し、目的に合わせた使用で効果を最大限に発揮させます。

歯科矯正学は難しい学問です。骨格性の問題を含めて治療を進めなければなりません。とくに成長期は予測ができないため、治療を引き受けるかどうか迷うこともあると思います。ただ、これが「自分の子ども」だったらどうするでしょうか。患児にとって反対咬合は一生の問題です。かかりつけ歯科医であれば、顔貌にかかわる問題は難しいと治療を諦めずに、できることを最大限に行えるように研鑽すべきであると考えます。　　　　　　　　　　［鈴木］

Question 08 前歯の交叉咬合にはどのようにアプローチしますか？

A 前歯が萌出したばかりであれば、パナスティックなどの器具を使用します。使用には条件があり、テコの原理を用いて弱い力を長時間加えることで、下顎前歯を舌側に、上顎前歯を唇側に傾斜移動させる効果があります。

およそ半世紀前、筆者が歯科医師になりたてのころに、先輩の歯科医師から「前歯の交叉咬合はアイスクリームに付いている木の棒などで押せば簡単に治る」と教えてもらい、開業医は日常の身近なもので治すのだな、と感心した記憶があります。

この治療法は、1938年に発行されたA.M. Schwarzの歯科矯正学の教科書（図1）でも紹介されていますが、なぜもっとかかりつけ歯科医に浸透しないのか不思議です。こうした手軽な方法で早期に改善に導くのも、おうち矯正の1つであると考えます。

前歯の交叉咬合に対し、おうち矯正では舌の機能により前歯を正しい歯列弓に戻すことを目標にします。舌機能が弱いと感じたときは、前歯を前方に押し出すためにサポートします。

1. パナスティック（図2）

パナスティック（オーラルアカデミー）は前歯の交叉咬合を改善させる手軽な器具で、弱い力を長時間加えることで下顎前歯を舌側に、上顎前歯を唇側に傾斜移動させます。

パナスティックのメリットはその構造にあります。先端の裏面にある下顎前歯部を引っかけるT字の突起を「テコの支点」とし、後方にあるリングは突き刺し防止の役割を担います。

パナスティックの他に、木製のマドラーやアイスの棒、スプーン、歯ブラシの柄なども代用できます。その他に、指で上顎前歯を押したり舌で上顎前歯を舐める徒手的方法もありますが、下顎前歯には舌側に傾斜させる「テコの原理」を使用できないため、上顎に効果が限定されることを念頭に置き、指導する必要があります。

手軽な器具を用いると、患児は強い力をかけがちなので、「時間をかけて弱い力を作用させると歯は動く」としっかり指導しましょう。

単純な器具ですが、「萌出したばかりで前歯が動きやすい期間」に指導することで効果が得られやすくなりますが、その期間は7歳前後と短く、時機を逸すると隣在歯や対合歯の干渉を受けます。そのため、交叉咬合に使用する場合は、早期発見および早期介入が鉄則となります。

以下にパナスティックを用いた症例を提示します。

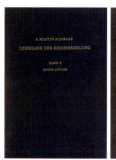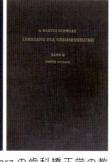
図❶a　A.M. Schwarzの歯科矯正学の教科書

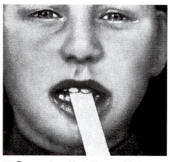
図❶b　木の棒を使った前歯の交叉咬合を改善させる方法が掲載されている

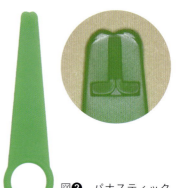
図❷　パナスティック（オーラルアカデミー）

〔症例1〕

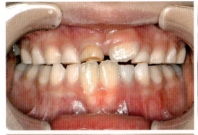
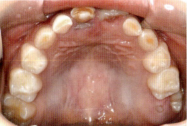
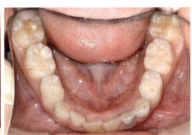
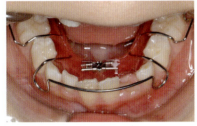

図❸a　7歳4ヵ月、男児（混合歯列前期）。交叉咬合と下顎の叢生が認められた。初診時、A|の晩期残存により1|が口蓋側に萌出していたため、A|を抜歯した。下顎の叢生には緩徐拡大装置を使用し、上顎に対してはバイオロジカルな育成を期待した

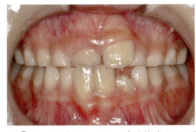
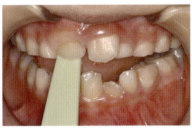
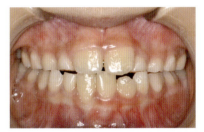

図❸b　7歳6ヵ月。1|が萌出したが、交叉咬合であった。低位舌で正しく舌が機能していないため、パナスティックの使い方ともに、低位舌の改善を促すおうち矯正を指導した

図❸c　7歳8ヵ月。前歯の交叉咬合が改善した。患児が自主的におうち矯正を行わなければ、良好な治療結果は得られない

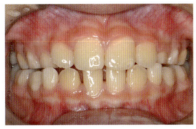
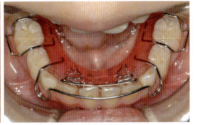

図❸d　8歳9ヵ月。ゆっくり下顎歯列弓を拡大させてスペースを確保し、閉鎖型床装置に交換した

1）交叉咬合と下顎の叢生（図3）

　7歳4ヵ月、混合歯列前期の男児で、A|の晩期残存により1|が口蓋側に萌出していたため、A|を抜歯しました。下顎の叢生には緩徐拡大装置を使用し、上顎に対してはバイオロジカルな育成を期待しました。年齢的にみても治療期間を十分に確保できると考えられ、おうち矯正による治療は可能であると判断しました。

　7歳6ヵ月時に1|が萌出しましたが、交叉咬合でした。下顎は乳前歯の晩期残存で前歯が舌側に萌出しても、歯列不正や萌出位置異常は舌の機能で解消しますが、上顎の晩期残存ではなぜ交叉咬合を発症するのでしょうか。原因は低位舌で正しく舌が機能しなかったからと考えられます。ここにおうち矯正の指導の根幹となる考え方があります。

　このときは、パナスティックの使い方と低位舌の改善を促すおうち矯正を指導しました。その際、患児に「やらなかったら上顎にも矯正装置を作るのでお金がかかるぞ！！」と伝えましたが、パナスティックを使用してもらえず、1ヵ月経っても変化がみられませんでした。その話を母親から聞いた父親は、「それなら会社から帰ったら俺がやる」と、一緒に

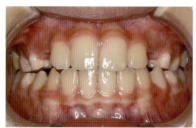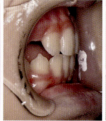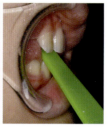

図❸e　10歳6ヵ月。右側の側切歯も交叉咬合になりそうだったので、パナスティックを指導した

図❸f　10歳11ヵ月。交叉咬合になりそうだった右側の側切歯が改善した

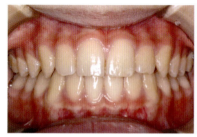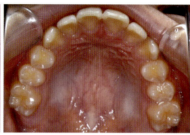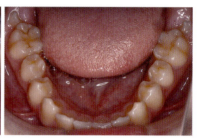

図❸g　12歳6ヵ月。上顎の歯列がおうち矯正で育成された

〔症例2〕

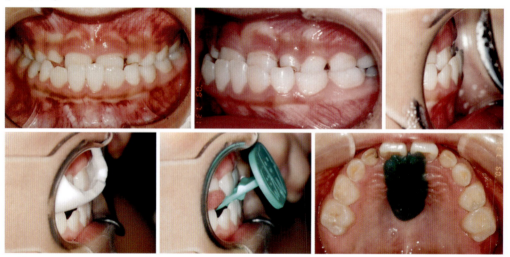

図❹a　7歳10ヵ月、女児（混合歯列期前期）。年齢的におうち矯正のみでの改善は難しいと考えられたため、診査用に前歯部をカットしたパナシールドとタッチスティック（ともにオーラルアカデミー）を使用して診査し、構成咬合が可能と判断した。治療にはパナシールドの使用と、おうち矯正のタッチスティックとガムトレーニングを指導した

頑張ってくれたそうです。

　下顎はおうち矯正と矯正装置を併用し、上顎は繰り返しパナスティックを指導することで交叉咬合を防ぎ、おうち矯正で歯列が育成されました。

　このように、患児や保護者にとって身近な医療を目指します。

2）おうち矯正とパナシールドを併用（図4）

　7歳10ヵ月、混合歯列期前期の女児で、大学病院では「治療に費用がかかる」と言われ、相談に来院しました。年齢的におうち矯正のみでの改善は難しいと考えられたため、診査用に前歯部をカットしたパナシールドとタッチスティック（ともにオーラルアカデミー）を使用して診査し、構成咬合が可能と判断しました。治療にはパナシールドの使用と、おうち矯正のタッチスティックとガムトレーニングを指導しました。

　治療開始から6ヵ月経っても効果が表れず、パナスティックが登場する以前の症例であるため、治療のサポートに木の棒で前歯を前方に押し出す指導を行いました。

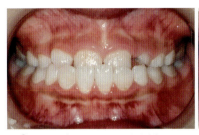
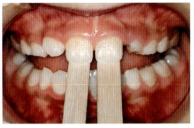
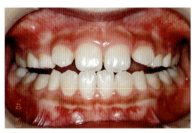

図❹b　8歳4ヵ月。おうち矯正のトレーニングとパナシールドでは効果が弱かったため、治療のサポートに木の棒で前歯を前方に押し出す指導を行った。1歯を移動できるなら、2歯も移動できるはずである

図❹c　8歳8ヵ月。切端咬合になった

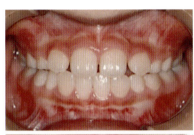
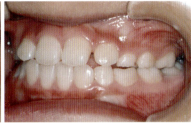
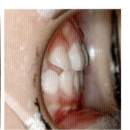
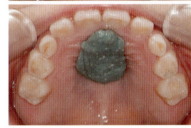

図❹d　9歳0ヵ月。被蓋が改善し、ガムの形も安定した

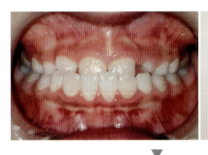
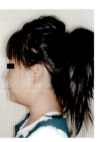
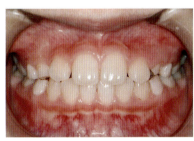
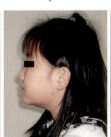
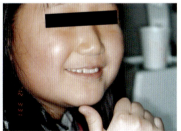

図❹e　初診時と治療終了時の口腔内および顔貌の比較。上段：7歳10ヵ月、下段：11歳6ヵ月

　11歳6ヵ月には口腔内とともに顔貌も改善し、患児や保護者は満足していました。本症例のように、指導してもなかなか結果が出ないときは、アプローチ法を変えたり補うことで、効果が得られるケースもあります。おうち矯正では指導したら終わりではなく、変化の過程を記録し、注意深く観察することが必要です。

　これらの方法は、前歯が萌出したばかりで咬合が浅く、前方に誘導できるスペースが確保されている場合に有効とされます。条件が整っていない場合は、矯正装置を使用した矯正歯科治療が必要です。

［鈴木］

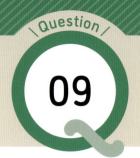

09 臼歯部の交叉咬合への対処は？

A 臼歯部交叉咬合は、上顎歯列弓の狭窄などにより上下歯列弓の大きさにアンバランスが生じて発症し、悪習癖によって状態が悪化することもあります。できるだけ早く悪習癖を見つけ出し、除去します。

1．交叉咬合と悪習癖

交叉咬合は上下歯列の被蓋が逆になる異常な咬み合わせであり、前後にずれる前歯部交叉咬合と、側方にずれる臼歯部交叉咬合の2種類があります。

前歯の交叉咬合が3歯以上連続して起こると反対咬合と呼ばれますが、臼歯の交叉咬合には歯数の規定がありません。

通常、上顎臼歯が下顎臼歯に対して口蓋側に位置する状態を臼歯部交叉咬合と呼びます。上顎歯列弓の狭窄などにより上下歯列弓の大きさにアンバランスが生じて発症し、悪習癖によって状態が悪化することもあります。実際に、図1、2の症例では臼歯部交叉咬合の原因の1つに悪習癖がありました。

1938年に発行されたA.M. Schwarzの歯科矯正学の教科書のなかでも、臼歯の交叉咬合と悪習癖の関係性を指摘しています。できるだけ早く悪習癖を見つけ出し、除去すべきであると考えます。

2．骨格性の顎偏位症への移行を防ぐ

臼歯部交叉咬合は、骨格性の顎偏位症に移行する可能性があります。原因である悪習慣の除去にはおうち矯正の指導が必要ですが、ゆっくり反応するため、成長が終了している場合は治療対象ではありません。しかし、狭窄した上顎歯列弓の成長を促し、顎偏位症への移行を防ぐ必要があります。そのため、早期に矯正装置を用いて上顎を拡大し、顎偏位を解消すべきであると考えます（図3）。

また、臼歯部交叉咬合でも、幼児の場合は顔貌への影響が顕著にみられないケースもあります（図4）。顎偏位が骨格性の問題なのか、それとも歯性の問題なのか、正しい診断が重要です。

3．カルテに記録を残す

保護者に子どもの臼歯部交叉咬合を指摘しても、「見えないところだから」と治療を希望しないことがあります。臼歯部交叉咬合は顔貌の変化ばかりで

〔症例1〕

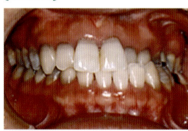
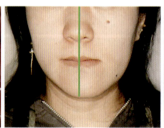
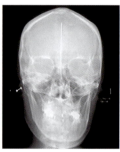
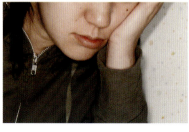

図❶　28歳、女性（永久歯列）。左側臼歯部の交叉咬合。口唇も非対称で、正面セファロ画像では顎偏位が明瞭であった。頬杖をつく悪習癖が交叉咬合の原因の1つと考えられる

〔症例2〕

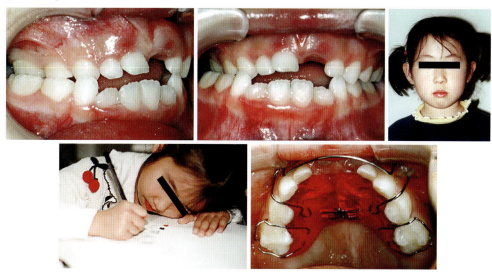

a：初診時。叢生や開咬が認められた。お絵描きに夢中になって顔を机に押し付ける悪習癖があり、おうち矯正で舌癖や態癖などの改善を促すとともに、狭窄した上顎の歯列弓には拡大床装置を用いた矯正歯科治療を開始した

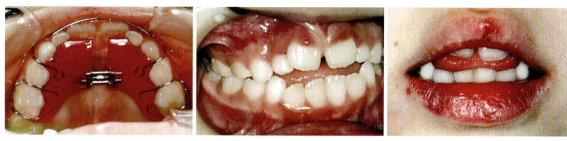

b：8歳2ヵ月。初診から5ヵ月で右側臼歯部の交叉咬合が改善し、上顎の拡大を終了した。安静時に舌が突出しているため、舌を口蓋に付ける指導を行った

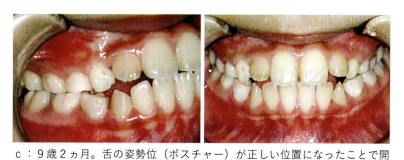

c：9歳2ヵ月。舌の姿勢位（ポスチャー）が正しい位置になったことで開咬も改善し、上下の正中線が一致した

図❷a～c　7歳9ヵ月、女児。右側臼歯部の交叉咬合

なく、下顎骨のずれが顎関節などの成長にも影響が及ぶ、とても怖い不正咬合です。

　筆者の臨床経験のなかで、このようなことがありました。

　定期健診で来院した女児が臼歯部の交叉咬合を発症していました。母親に治療の必要性を説明したものの、治療を希望しませんでした。

　数年後、突然父親が「うちの娘の顔が曲がってきている。大学病院に相談したら顎偏位症と診断され、外科的矯正治療が必要と言われた。しかも治療費用は百万単位だ。いままで定期健診を受けていたのになぜ教えなかった」とクレームを入れてきたのです。

　数年前のカルテを確認したところ、「母親に治療の必要性を説明した結果、治療を希望されなかった」と記録が残っていました。それを見た父親は、渋々納得して帰宅されました。

〔症例3〕

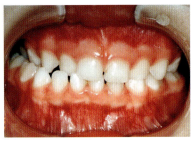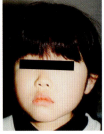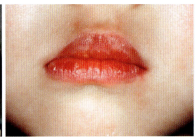

a：初診時。上顎が狭窄し、顔貌が非対称であった。おうち矯正を指導し、上顎には拡大床装置を用いた矯正歯科治療を開始した

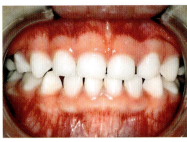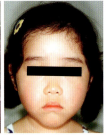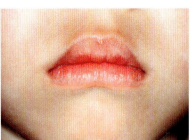

b：4歳7ヵ月。顎偏位と顔貌が改善した

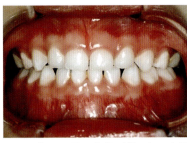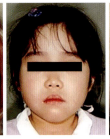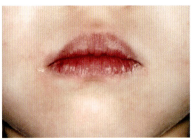

c：5歳2ヵ月。食事の際にしっかり嚙むことで口輪筋が活性化され、顔貌が左右対称になった
図❸ a～c　4歳1ヵ月、女児。右側臼歯部の交叉咬合

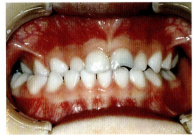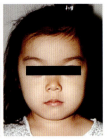

図❹　3歳8ヵ月。右側臼歯部の交叉咬合であるが、顔貌への影響はみられない

　このようなトラブルに巻き込まれないためにも、疾患を見つけたらすぐに保護者に説明します。治療をするか否かは保護者の判断ですが、治療を希望しない場合はその旨を必ずカルテに記録することが大切です。長年臨床に携わっているといろいろなことが起こります。口頭だけでは「言った・言わない」の水掛け論になるため、説明した内容や、小児の場合は「誰に」説明したのかも必ずカルテに記載しましょう。

　前歯部交叉咬合は発見しやすい不正咬合ですが、初期の臼歯部交叉咬合は目立たないため見落としがちです。成長過程では顔貌や臼歯部に目を配ることもおうち矯正の1つです。　　　　　　　［鈴木］

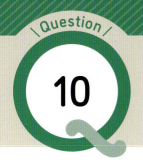

Question 10 上顎前突にはどのようにアプローチしますか？

A まずは上顎前突の原因を調べます。
下顎の後退によるものであれば、患児や保護者と認識を共有するために、
顔貌を写真撮影することから始めましょう。

1．診断の難しい不正咬合

上顎前突は、上顎が突出して見える疾患です。上顎前突に定義はなく、一般に上顎前歯が下顎前歯よりも著しく前方に突出した不正咬合の総称[1]とされ、「上顎が前方に突出しているのか」「下顎が後退しているのか」という双方の観点があります。

「日本で一番高い山は？」という質問には、おそらくほとんどの人が「富士山」と答えます。「日本で一番低い山は？」と聞かれると、知識のある人は大阪の天保山を挙げるでしょう。

実は、山にも定義はありません。人が山といえば山、丘といえば丘なのです。盛り土でも山になり得ます。同様に、上顎前歯が突出していると認識されれば上顎前突とします。

上顎前突とは、文字どおり上顎が前方に突出した不正咬合と解釈されますが、実際は下顎が後退したことで相対的に上顎前突に見えるケースが75％を占め、上顎が前方に突出しているケースは7％にすぎないとの報告[2]もあります。上顎前突の原因には機能性、歯性、骨格性のものがあり、それらが複合的に作用しているケースも多く、明確に上顎が突出している場合を除き、診断の難しい不正咬合です。

歯科医師が「上顎の位置に問題はなく、下顎が後退している」と診断しても、患児や保護者には上顎が前に出ているように見えていれば、「上顎前歯に問題がある」と感じます。そうした認識の違いについて、十分に説明する必要があります。

2．上顎前突への対処

上顎前突は、いわゆる「出っ歯」と呼ばれる特徴的な顔貌を呈しています（図1）。出っ歯で有名なキャラクターといえば、赤塚不二夫の『おそ松くん』に登場する"イヤミ"でしょうか。政治家では60年安保闘争時の岸 信介首相の肖像写真をみると、上顎が突出しています。織田信長と対立した戦国大名である松永久秀も前歯が2本突出して描かれており、出っ歯にもいろいろなイメージがあるようです。

患児の主訴が出っ歯である場合は、まず前歯が突出しているのか、下顎が後退しているのか、診査する必要があります。上顎前歯が突出して見えるのは、歯槽突起が陥入しているだけで、歯槽骨の発育不全ではないこともあります。歯槽骨は歯根を支える0.6〜0.9mmの厚みしかない菲薄な組織ですが（図2）、これが発育不全ならば、歯根を支えられずに歯が脱落してしまいます。

上顎中切歯の歯軸が外側に傾斜すると、根尖部は内側に位置します。歯槽骨の厚みは一定ですから、

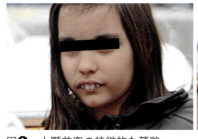
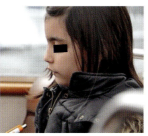

図❶ 上顎前突の特徴的な顔貌

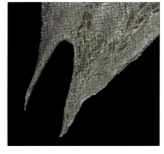

図❷ 上顎前歯の歯槽骨。0.6〜0.9mmの厚みで歯根を支えている

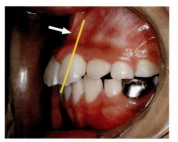
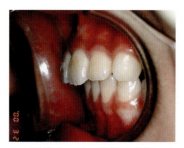

a：8歳2ヵ月。上顎中切歯の歯軸が外側に傾斜すると、根尖部は内側に位置し、歯槽突起が陥没して見える（矢印）

b：11歳6ヵ月。歯根の外側への移動に伴って歯槽骨も移動し、歯軸が改善

図❸　上顎中切歯の歯軸の改善

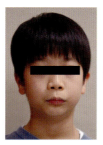
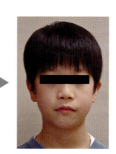

a：正面観

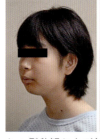
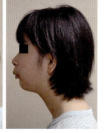
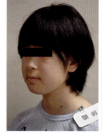
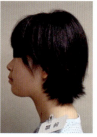

b：側貌観および斜め

図❹ a、b　AngleⅡ級の顔貌（左）と下顎体を前方に移動させてAngleⅠ級に誘導した顔貌（右）の比較。双方を比較することで治療結果を想定できる。不正咬合の治療対象は歯列だけではない

結果的に歯槽突起が陥没して見えます。これには、歯根を外側に移動させ、歯軸を改善するしかありません（図3）。

3．下顎の後退を認識してもらう

上顎前突の治療で注意すべきは「認識のずれ」です。なかには、女優の写真を持参して「このように治してほしい」と要望した方もいました。口腔内に歯科的な問題がなかったため、「審美歯科の分野なので、専門の医院に相談してください」と説明したことがあります。

上顎前突に対処する際は、主訴を明確にし、診査の結果や経過の詳細な記録を残します。なぜなら、治療の途中で患児や保護者の認識の変化があるから

です。どこが問題なのかを明確にして、丁寧に説明する必要があります。

患児や保護者に下顎の後退を認識してもらうには、「AngleⅡ級の顔貌」と「下顎体を前方に移動させてAngleⅠ級に誘導した顔貌」の写真を比較する方法があります。具体的には、患児に下顎体を前方に移動してもらい、顔貌を撮影して初診時の写真と比較します（図4）。また、下顎が後退していると下唇部の下部に深いオトガイ唇溝が出現するため、これらも写真で患児や保護者と共有します（図5）。

下顎の後退には、下顎体のみが後退したAngleⅡ級1類と、上顎も後退したAngleⅡ級2類に分類されます（図6）。AngleⅡ級2類の改善には、まず上

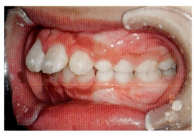 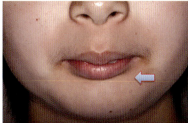 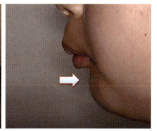

図❺　AngleⅡ級1類の場合は下顎の後退で深いオトガイ唇溝（矢印）が発現し、写真を撮影して患児や保護者と共有する

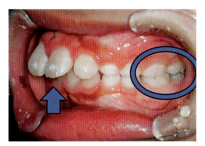 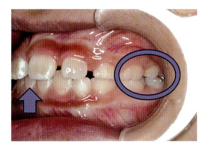

図❻a　AngleⅡ級1類　　　　図❻b　AngleⅡ級2類

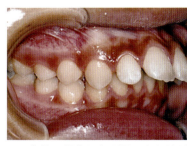 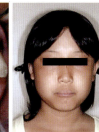 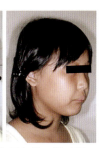

a：術前。顔貌からは深いオトガイ唇溝とオトガイ部に梅干し状の皺が認められ、普段から口唇閉鎖ができていないと推測される

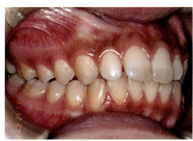 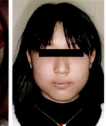 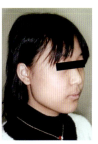

b：術後。オトガイ部の皺は消失し、口唇閉鎖の機能が改善した
図❼a、b　上顎前突の術前・術後

顎前歯を前方移動させ、AngleⅡ級1類にしてから下顎体を前方に移動する必要がありますが、前歯部の移動に「出っ歯にするの？」と疑問に思う保護者もいるため、AngleⅡ級2類とAngleⅠ級の顔貌を比較し、顔貌の改善を確認しましょう。写真を比較することで治療の目的が明確になるため、必ず記録を残して顔貌の変化を保護者に提示し、共有することが大切です。

図7に上顎前突の術前・術後を示します。術前の顔貌からは深いオトガイ唇溝とオトガイ部に梅干し状の皺が認められ、普段から口唇閉鎖ができていないと推測されます。不正咬合の原因は1つでなく、他にも問題がないか診査する必要があります。

[鈴木]

【参考文献】
1）飯田順一郎, 他（編）：歯科矯正学 第6版. 医歯薬出版, 東京, 2019.
2）野嶋邦彦：上顎骨の成長抑制と下顎の反応. 第73回日本矯正歯科学会大会 大会プログラム・抄録集, 2014：124.

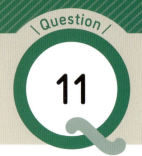

Question 11 なぜ下顎体が後退するのでしょうか？

A 下顎体を後退させる機能的要因には、内因性のものと外因性のものがあります。原因を明確にすることで、おうち矯正の指導へと繋げます。

　機能が原因で下顎の後退が考えられる上顎前突の場合は、下顎を後退させた悪習癖がなくなれば、おうち矯正の指導が可能になります。この要因には、内因性のものと外因性のものがあります。

1．内因性の要因

　内因性の要因には、奥歯ばかりを使う「奥嚙み」をすることで起こる歯根膜咬筋反射によるものが考えられます。歯根膜は嚙む力の程度や方向、下顎位の決定していますが、この反射行為が歯根膜咬筋反射です。食べ物を嚙むことは、歯根膜による無意識の反射行為なのです。

　歯根膜が咀嚼の筋系を支配しているため、下顎体の後退は「嚙む位置」の問題です。食事の際に食材が小さいと奥嚙みが中心になりますが、食材が大きければ前歯で嚙み切って小さくする必要があり、下顎体を前方に出して前歯で咬む咬断運動の「前嚙み」の咀嚼の筋系が発達します。そのため、咀嚼時に奥嚙みをせずに、前嚙みの訓練が必要です。

　前嚙みの訓練には、まずパナリング（オーラルアカデミー）のチューブなど使用し、嚙む位置により下顎体の位置が変化するか診査します。チューブを大臼歯部で嚙むと下顎体は後退し、犬歯部で嚙むと前方に移動します（図1）。歯根膜咬筋反射の反応が正常かどうか診査し、問題がなければ前歯で咬む咬断運動で改善します。

　なお、犬歯で嚙んでも下顎体が前方に移動しなければ歯根膜咬筋反射は喪失していると考えられます。おうち矯正による改善が難しい場合は、矯正装置を使用した矯正歯科治療を行います（図2）。

2．外因性の要因

　外因性の要因には、頬杖などの悪習慣で下顎体を後退させる物理的外力と、下顎体が前方に移動できない「靴の原理」（第4章Q12参照）と呼ばれる形態的なものがあります。

　悪習癖はさまざまな因子が重複して発現しますが、姿勢にも注意します。姿勢の確認には、まず立位の側方写真を撮影して耳・肩・膝・足にポイントを付け、天井から分銅を結んだ糸を垂らして重力の線と比較します。

　体の重心と地球の重力が一致していなければ、ヒトは倒れてしまいます。それを防ぐため、補償しようとする外力によって悪習癖を発症させます。

　重心は脊柱や骨盤の位置関係に左右され、重心が前にある場合の多くは猫背になります。正しい姿勢

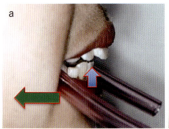 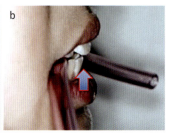

図❶　チューブなどを使用し、嚙む位置により下顎体の位置が変化するか診査する。a：大臼歯部で嚙むと下顎体は後退する。b：犬歯部で嚙むと下顎体は前方に移動する

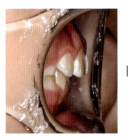 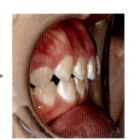

図❷　被蓋関係の経過。おうち矯正の前歯で咬む咬断運動の指導と矯正装置を併用し、初診から5年6ヵ月で下顎体が前方に育成された

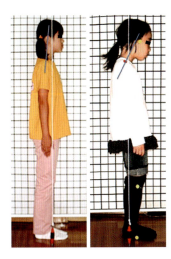

図❸ 左：正しい姿勢。耳と肩の位置が直線上に並んでいる。右：悪い姿勢。頭位が前方にあり、肩より耳が前に位置している

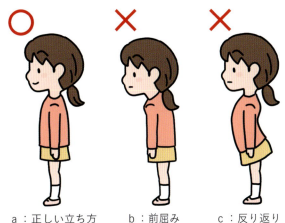

a：正しい立ち方　　b：前屈み　　c：反り返り
図❹ a～c　正しい立ち方と悪い立ち方

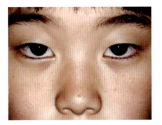

図❺ 三白眼で上目遣いをしている顔貌は、頭位が下がっているため、下から上を見上げている可能性がある

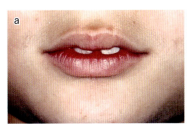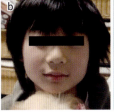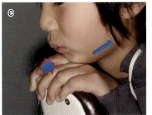

図❻ 上顎前突の女児。a：1|1が唇から突出していた。b：1年前の顔貌写真を持参してもらうと1|1の突出はみられなかったため、ここ1年の間に上顎前突を発症したと考えられる。c：患児が安頭台に顎を乗せていたことにスタッフが気づき、写真を撮影

は耳と肩の位置が直線上に並んでいますが、悪い姿勢は頭位が前方にあるため肩より耳が前に位置し、体の重心と地球の重力が一致していません（図3、4）。悪習慣がないか確認する必要があります。また、三白眼で上目遣いをしている顔貌にも注意します。頭位が下がっているため、下から上を見上げている可能性があります（図5）。

座位も同様に、姿勢の悪さで頭が前方にある場合、負担を軽減させようと、頭を何かに乗せる悪習癖が発現します。頬杖などで下顎を後方に押し付けると、下顎体が後退して臼歯部の不正咬合を発症させます。また、机や枕などに顔を押し付ける悪習癖も下顎骨に影響を与えます。睡眠時に枕やぬいぐるみ、腕などを下顎に当てる習慣によって下顎の偏位がみられるため、睡眠時の姿勢にも注意が必要です。

3．要因の考察

「上顎前突は上顎あるいは下顎の問題なのか。下顎体が後退した原因は機能性か。機能性であれば外因性・内因性か。外因性であれば姿勢が問題なのか。姿勢が問題であれば体の重心と地球の重力は一致しているのか。一致していないなら、なぜ不一致が生じたのか。猫背の悪習慣が問題ではないか……」

歯科医師は、このような逆算思考で必要とする指導を判断します。後退の原因が内因性のものなのか、外因性のものなのか、見極めなければなりません。原因を解消できなければ、後戻りしてしまいます。

図6は、1|1が唇から突出した上顎前突の女児ですが、筆者が母親と話をしている間に患児が顎を安頭台に乗せていたため、スタッフが気づいて写真を撮影しました。これも発症原因の一つです。診療中はこのようなチームワークが大切です。

頭はおよそ5kgの重量があり、下顎体にこの重量と悪習癖による負の外力が加わると下顎が後退します。いつごろから悪習癖が発現したのか必ず確認し、患児を観察して診査することが大切です。

脊柱に最も負担がかかる姿勢は、椅子に座ったときに前屈みの姿勢をとることです。猫背は子どもの成長に大きく関与します。

悪習癖は口腔内だけでなく、全身のさまざまな箇所に影響を与えます。われわれ臨床医は、全身から不正咬合を診る習慣をつけるべきです。　　［鈴木］

Question 12 「靴の原理」とは何ですか？

A 足に対して靴の横幅が狭いと、靴の中で足を前方に移動できません。
同様に、上顎歯列弓が狭窄していれば、下顎は前方に移動できません。
この現象を「靴の原理」と呼びます。

1．靴の原理

たとえば、足に対して靴の横幅が狭いと、靴の中で足を前方に移動できません。これと同様に、上顎歯列弓の狭窄により上顎側切歯が口蓋側に転移した叢生になると、上顎側切歯が下顎の前歯とぶつかって下顎体が前方に移動できずに後退した状態になります。この2つの現象が似ているため、「靴の原理」と呼んでいます（図1）。

靴の原理による下顎体の後退は、本来の正しい下顎の成長を妨げ、顔貌に大きく影響を与えます。そのため、上顎前歯部に叢生を発症させないように、おうち矯正で上顎の成長を促します。

靴の原理による下顎の後退が疑われる患児には、上顎側切歯が萌出する7歳以前の顔貌写真を持参してもらいましょう。現在と比べて顔貌の変化がわかります（図2、3）。

治療にはAngle II 級2類の治療と同様の対処が必要です。まずは叢生を解消し、前歯部を前方に移動させて下顎を後退させた原因を除去します。

これは上顎前歯部の叢生による下顎の後退であるため、叢生を改善すれば治癒します。なお、上顎側切歯が口蓋側に転移した叢生に対しては、おうち矯正のみで改善するには時期が遅すぎるため、矯正装置を用いた矯正歯科治療を行います。

2．C|Cの早期脱落によって靴の原理が起こった症例（図4）

10歳1ヵ月、混合歯列後期の症例です。C|Cの早期脱落により上顎前歯が口蓋側に移動し、2|2の萌出で2|2がぶつかって下顎が前方に移動できませんでした。Angle I 級関係で咬合させると切端咬合になり、上顎前歯を前方に移動させるため、前方移動装置による矯正歯科治療を行いました。おうち矯正では靴の原理が起こる前に上顎の育成を図ることが重要です。

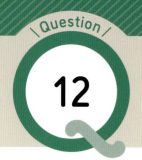

図❶ 靴の原理。a：足（下顎）は靴（上顎）の幅が狭いので前方へ移動できない。b：靴の幅を広げると足は前方へ移動可能となり、正しい関係になる（参考文献1）より引用改変）

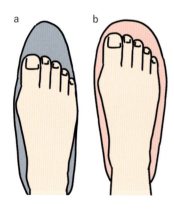

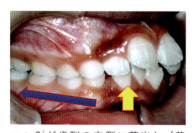

a：2|が歯列の内側に萌出し（黄矢印）、下顎が後退している（青矢印）

図❷ 靴の原理で発症した下顎の後退

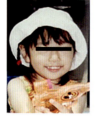

b：幼稚園年長時（5歳ごろ）の顔貌（左）に比べ、下顎の後退により顔貌に変化がみられる（8歳2ヵ月：右）

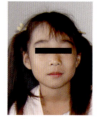

図❸ 上顎側切歯の萌出により、わずか1年間で顔貌が大きく変化していた。左：6歳時、右：7歳時の顔貌

〔症例〕

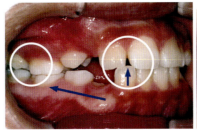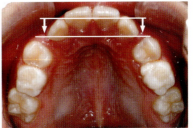

a：初診時。C|Cの早期脱落により、上顎前歯が口蓋側に移動した

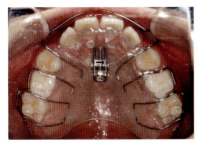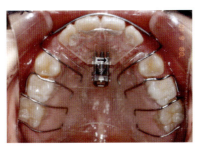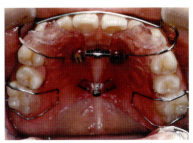

b：AngleⅡ級2類を1類にする。前歯を前方に移動するため、前方移動装置を装着した

c：10歳5ヵ月。前方移動の終了後、3|3の萌出スペースが不足しているため、側方拡大を開始した

d：11歳11ヵ月。側方拡大により前歯部のスペースが確保され、3|3が萌出した

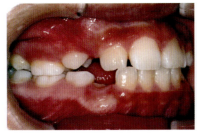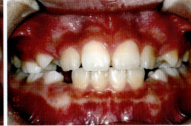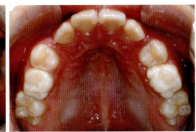

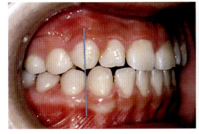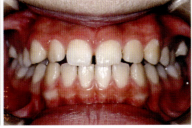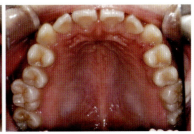

e：初診時（上段）と13歳7ヵ月（下段）との比較。上顎犬歯は下顎犬歯と第1小臼歯との間に位置し、AngleⅠ級関係になった。ここから、咬合関係を安定させるためのおうち矯正の食育が必要となる

図❹　10歳1ヵ月（混合歯列後期）。C|Cの早期脱落により、上顎前歯が口蓋側に移動した。2|2の萌出により 2|2 がぶつかって下顎が前方に移動できなかった

11歳11ヵ月。上顎前歯部が遠心および口蓋側に移動したことで歯がきれいに並んだように見えていましたが、実際は叢生を発症していました。そこで、上顎は側方拡大装置を装着し、前歯部のスペースが確保され、3|3が萌出しました。

上顎犬歯は下顎犬歯と第1小臼歯との間に位置し、AngleⅠ級の咬合関係になりました。ただし、これで治療終了ではありません。拡大床装置でスペースを作ることはできても、緊密な咬合関係は獲得できません。ここから、咬合関係を安定させるために、おうち矯正の食育の指導が必要です。　　［鈴木］

【参考文献】
1) Reichenbach E, Taatz K: Kieferorthopaedische Klinik und Therapie. JA Barth Verl, Leipzig, Germany, 1971.

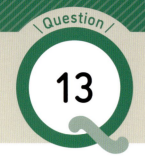

Question 13 下顎の前方誘導装置にはどのようなものがありますか？

A 下顎の前方誘導にはさまざまな治療法がありますが、床矯正治療の「一段仕込み」と「二段仕込み」では、それぞれ使用する矯正装置が異なります。いずれにしても、並行しておうち矯正の指導が必要です。

　下顎の前方誘導における床矯正治療には、一括して臼歯部の咬合位を改善する方法と、大臼歯部と小臼歯部の咬合位を二段階に分けて改善する2つの方法があります。筆者は前者を「一段仕込み」、後者を「二段仕込み」と呼んでいますが、この表現は筆者独自のもので、歯科矯正学の用語ではありません。

1．一段仕込みの治療法

　一段仕込みでは、床矯正装置の前歯部にレジンを添加します。その上を滑走して下顎前歯が前方に移動することでAngle II 級1類の咬合位をAngle I 級に誘導する治療法で、咬合斜面板を使用します。下顎の前方移動により離開した臼歯部が、咬合圧の低下によるストレスを解消するように、咬合力を求めて挺出します。一度に臼歯部が挙上するので、一段仕込みと表現しています。

　図1は8歳11ヵ月、混合歯列後期の女児で、出っ歯を治してほしいを主訴に来院し、初診時の顔貌は下顎が後退していました。4|4が萌出途中で小臼歯部に対合歯がなかったため、レジンを添加して下顎位を保持するオクルーザルテーブルを付与できず、床矯正装置の前歯部に咬合斜面板を付与しました。

　患児は食事の際に床矯正装置を装着していませんでしたが、下顎は誘導されました。

2．二段仕込みの治療法

　二段仕込みでは、まずAngle II 級1類の咬合位から下顎体を前方へ移動し、Angle I 級の位置に下顎位を設定します。これにより臼歯部が離開するため、床矯正装置の小臼歯部にオクルーザルテーブルを付与し、臼歯部を挙上します。左右側小臼歯部に付与したオクルーザルテーブルと下顎体を移動した前歯部の3点で固定されるため、下顎位が安定しま

す。このときに、上顎の拡大後に用いた閉鎖型の矯正装置を利用して、装置を新製する手間を省きます。

　オクルーザルテーブルを付与して小臼歯部で顎位を挙上すると、離開した大臼歯部が挺出して新しい咬合位が維持されるため、この時点でオクルーザルテーブルを除去します。その咬合位を基準とし、小臼歯部が離開を改善しようと挺出することで、Angle II 級1類から Angle I 級の咬合位を獲得します。大臼歯部、小臼歯部と段階を踏んで挺出を促す必要があるため、二段仕込みと表現しています。

　平均値では、上顎の犬歯間幅径は39mm、第1大臼歯間幅径は42mmです。臼歯部のほうが広いため、下顎体をそのまま前方へ移動すると臼歯は不良な咬合状態になります。そのため、必要に応じて上顎には拡大床装置による矯正歯科治療を行います。

　また、オクルーザルテーブルを付与するときは対合歯が必要です。混合歯列後期で乳臼歯が交換期にある場合は、一段仕込みの治療法を選択します。

　図2は前突の男子です。3|3が3|3の位置にあり、Angle II 級傾向であったため、おうち矯正の悪習癖の改善を指導し、2ヵ月後に下顎前歯を前方へ誘導した位置で、上顎左右側小臼歯部にオクルーザルテーブルを付与しました。一般に、下顎を前方移動すると上下顎歯列弓の咬合関係が悪くなりますが、本症例では臼歯の咬合関係に影響はみられませんでした。この点を踏まえ、必ず咬合状態を確認し、上顎の歯列弓が相対的に狭くなるケースには、床矯正装置を用いて平行拡大を行うなど、上下顎歯列弓の咬合関係のバランスを考慮します。

○

　下顎の前方移動により離開した臼歯部は、1mmで

〔症例1〕

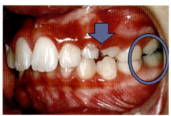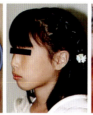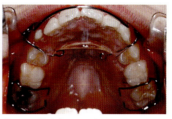

a：4|4は萌出途中で下顎が後退していた。床矯正装置の前歯部に咬合斜面板を付与し、おうち矯正で下顎を後退させる悪習癖やチューブトレーニングを指導した

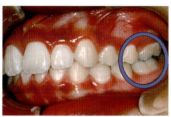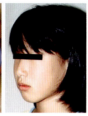

b：10歳10ヵ月。AngleⅠ級に移行し、咬合と顔貌が改善した

図❶　8歳11ヵ月、女児（混合歯列後期）。主訴は出っ歯を治してほしい。一段仕込みの治療法で改善

〔症例2〕

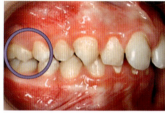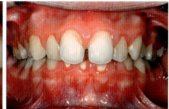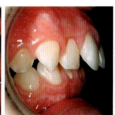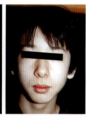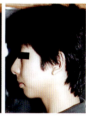

a：初診時。3|3が3|3の位置にあり、AngleⅡ級傾向であった。おうち矯正の悪習癖の改善を指導した

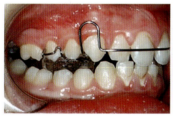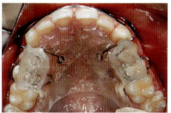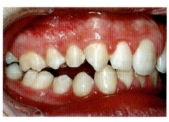

b：17歳10ヵ月。下顎前歯を前方へ誘導した位置で、上顎左右側小臼歯部にオクルーザルテーブルを付与した

c：18歳2ヵ月。大臼歯部に新しい咬合関係が構築されたため、オクルーザルテーブルを除去した。これが第1段の変化である

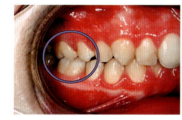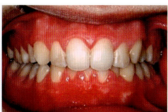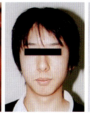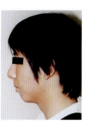

d：19歳1ヵ月。大臼歯部と同様に小臼歯部が挺出した。これが第2段の変化である。咬合が変化し、前突が改善した

図❷ a〜d　17歳8ヵ月、男子（永久歯列期）。前突の治療。二段仕込みの治療法で改善

も7mmであっても咬合していない状態としてはどちらも同じです。必要以上の挙上は臼歯の過剰な挺出で開咬を発症させ、難症例となる可能性があります。

一段仕込みと二段仕込みの治療経過については、『床矯正・矯正治療の手引き』（弘文堂）にも記載しています。患児や保護者の説明にご活用ください。

［鈴木］

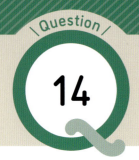

Question 14

おうち矯正と矯正装置を併用した上顎前突の治療の実際は？

A おうち矯正では上顎前突の発症を予防する指導を行いますが、年齢的や病態的におうち矯正単独での改善が難しい場合は、必要に応じて矯正装置を併用した治療を選択します。

　上顎前突を主訴に来院する患児の多くは、年齢的におうち矯正単独で対応できる治療期間が残っていません。そのため、矯正装置を併用した治療を行います。まずは口腔内写真などの資料を採得し、現状を把握するとともに、なぜ上顎前突になったのかを診査・診断する必要があります。

　症例をもとに、治療の流れを解説します。

　上顎前歯部が唇側傾斜をしていた10歳6ヵ月の男児です。上顎前歯の歯根が歯槽骨の内側に位置し、歯槽突起が陥没した状態に見えました。前歯を唇側に出す悪習癖を疑い、指で前歯を押し出したり下唇を上顎前歯で噛んでいないか下唇を確認しましたが、赤くなっていませんでした。しかし、頬杖をつく悪習癖がみられ、臼歯の咬合関係はAngle II 級1類の下顎の後退による上顎前突でした（図1）。

　注目すべきは、口を閉じたときのオトガイ部の皺です（図2a）。気が緩むとポカン口になり、口唇の肥厚は、咬断運動による歯根膜の活性が低下し、口唇閉鎖力が弱いために起こっていると考えられます（図2b）。立位の写真を見ると耳・肩・膝のラインは一直線で、意外にも姿勢は正常でした（図3）。頬杖は猫背が原因ではなく、緊張感がないなどの別の要因で発現したのではないかと想定されます。

　患児に臼歯部でパナリング（オーラルアカデミー）を噛んでもらうと下顎体は後退しました。しかし、犬歯部で噛んでも前方に誘導されず、意識して噛んでもらうと前方に誘導できたため、歯根膜咬筋反射が喪失していると考えられました。（図4）。

　まずおうち矯正で、口輪筋を鍛えるとじろーくんと、ポカンX（ともにオーラルアカデミー）を用い

〔症例〕

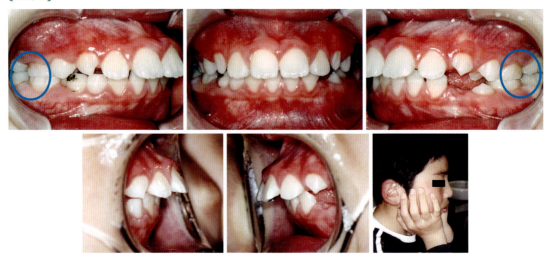

図❶　10歳6ヵ月、男児（混合歯列期後期）。上顎前歯部の唇側傾斜。上顎前歯の歯根が歯槽骨の内側に位置し、歯槽突起が陥没した状態に見えた。頬杖をつく悪習癖がみられ、臼歯の咬合関係はAngle II 級1類の下顎の後退による上顎前突であった

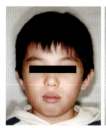
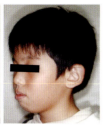

図❷a 口を閉じるとオトガイ部に皺が見られる

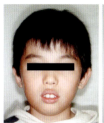
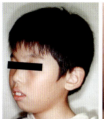
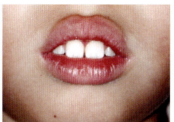

図❷b 気が緩むとポカン口になり、口唇は肥厚していた

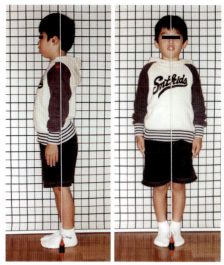

図❸ 耳・肩・膝のラインは一直線で、意外にも姿勢は正常であった

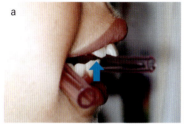
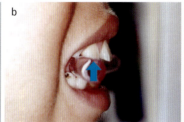
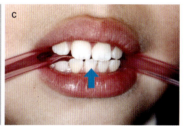

図❹ 臼歯部でパナリング（オーラルアカデミー）を噛んでもらうと下顎体は後退した（a）。犬歯部で噛んでも前方に誘導されず（b）、意識して噛んでもらうと前方に誘導できたため（c）、歯根膜咬筋反射が消失していると考えられる

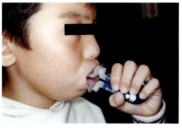
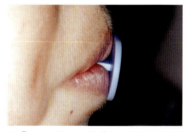

図❺a とじろーくん（オーラルアカデミー）で口輪筋を鍛える

図❺b ポカンX（オーラルアカデミー）で口唇閉鎖の訓練を行う

た口唇閉鎖の訓練を指導しました（図5）。

　上顎前歯はフレアーアウトが起きているため、床矯正装置の唇側線で前歯部を内側に移動させます。初めに前歯の歯軸を改善し、下顎体を前方へ移動させる位置を設定しました。床矯正装置の維持歯が交換する混合歯列期後期は設定が難しいため、慎重に判断します（図6）。

　治療開始後2年1ヵ月。上顎前歯部が被蓋する位置を基準とし、下顎体を前方へ移動させます。下顎体をそのまま前方へ移動すると不正咬合を発症するため上顎の平行拡大を行いますが、そのときに使用する床矯正装置の第1小臼歯部にレジンを添加し、オクルーザルテーブルを付与しました（図7）。

　治療開始後2年5ヵ月。口腔内の状態に患児と保護者は満足されていましたが、発育葉が咬耗してなかったため、前歯で咬む咬断運動ができていないと考えられました。本人の協力が得られなければ、咬合は不安定になり、治療が困難になります（図8a）。初診時と比較すると、上顎の歯槽突起の陥入は1|1根尖部の前方移動により改善しつつありました（図8b）。咬合を安定させるために、ここからのおうち矯正の食育指導が重要です。　　　　［鈴木］

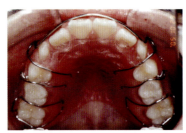

図❻ 初めに床矯正装置の唇側線で前歯の歯軸を改善し、下顎体を前方へ移動させる位置を設定した

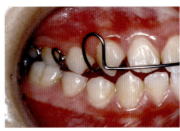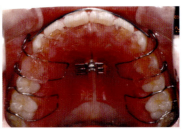

図❼ 治療開始後2年1ヵ月。上顎前歯部が被蓋する位置を基準とし、下顎体を前方へ移動させるときに臼歯の交叉咬合の発症を防ぐため、床矯正装置による上顎の平行拡大を行った。また、同装置の第1小臼歯部にレジンを添加し、オクルーザルテーブルを付与した

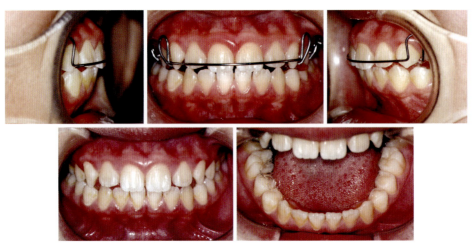

図❽a 治療開始後2年5ヵ月。発育葉が咬耗してなかったため、前歯で咬む咬断運動ができていないと考えられた。咬合を安定させることを目的に、おうち矯正の食育指導を再度行った

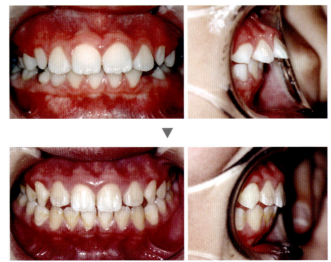

図❽b 初診時（上段）と治療開始後2年5ヵ月（下段）を比較すると、上顎の歯槽突起の陥入は 1|1 根尖部の前方移動により改善しつつあった

おわりに

「おうち矯正」という言葉は、2023年に出版した『0歳からのおうち矯正』（弘文堂）に由来します。当初は床矯正治療で「バイオロジカルな治療のはじめの一歩を踏み出そう！」との考えから制作を開始した書籍です。おうち矯正では、正しい機能が得られれば、形態も正しくなり、維持されるという考え方が元になっています。なお、『0歳からのおうち矯正』の漫画版も、出版が予定されています。

子どもの歯列不正における最大の問題は、保護者が歯列不正の問題点を知らない、気づかないことです。歯列不正の問題点について早期に保護者に気づいてもらうことが、おうち矯正の第一歩です。一方、われわれ臨床医は、不正咬合になる条件に対して早期に対処することが求められます。

おうち矯正は、床矯正治療の考え方に端を発します。床矯正治療は、床矯正装置を使用した機械的な処置と、生体を活性化して自らの治癒能力で疾患から回復する生物学的（バイオロジカル）療法を併用して行われます。バイオロジカルな治療とは、小児期において正しい機能と成長を促し、正しい歯列へと導く治療と考えています。筆者は長年、床矯正治療を経験するうちに、「低年齢から治療を始めれば、矯正装置を使わずに、おうち矯正による自己改善の指導で処置できるのではないか？ 指導、治療をもっとシンプルにすることができるのではないか？」と考えるようになりました。

3歳時の不正咬合は、その発症を検証できます。そのため、早期に不正咬合を発見しても「様子をみましょう」としか対処できない歯科医師に疑問を感じます。「様子をみましょう」という結論は、術者がなす術を知らないと解釈します。早期治療に応じた処置の選択肢があるべきです。不正咬合を発見したならば、歯科医師はおうち矯正による指導・施術により、早期の治療が可能です。筆者は、おうち矯正の考え方が広まり、重視される時代が来ると信じています。

おうち矯正の指導は、患児や保護者の協力が不可欠です。そして、床矯正治療を施術する前処置として、おうち矯正を位置づけています。おうち矯正の指導によって期待された結果が得られなければ、床矯正治療で対応します。おうち矯正も床矯正治療も、不可逆的処置です。子どもの正しい成長を前提とした処置です。筆者は矯正歯科専門医ではありませんが、矯正治療に携わる歯科医師として魅力のある治療法と考えています。

乳幼児期の不正咬合に対して安易に「様子をみましょう」と伝えるのは、術者がその時点で処置する方法に困惑した結果であると思います。どの時点でも術者としては最善の指導、処置を選択すべきです。おうち矯正は患児や保護者が受け入れられる治療法であると考えています。おうち矯正を活用することで、早期の処置内容が広がると思います。

本書で提示したのは2名の術者によるおうち矯正ですが、おうち矯正が広まっていけば、まだ知らぬ広い世界が見えてくる予感がします。これからの子どもたちの育成に、おうち矯正の考え方を活用していただければ幸いです。

鈴木設矢

なぜ？からはじまる 床矯正治療のQ&A 1st step

[監著] 鈴木設矢　[著] 大河内淑子、大澤亜弓、鈴木晴子、田中幹久

なぜ？を探ると、臨床が楽しくなる！

これまで、多くの人が発症する歯列不正は、とかく矯正歯科専門医に委ねられてきた。しかし現在、一般開業医でも初期の歯列不正に保存的に対応し得る床矯正治療が、臨床面ではもちろん、経営的な側面からも注目され、多くの患者から支持されている。本書では、床矯正治療を治療選択肢に採り入れるなかで遭遇しやすい疑問や問題について、Q&A形式で端的にテンポよく解説。院内全体で活用&共有したい情報やヒントが満載の1冊。

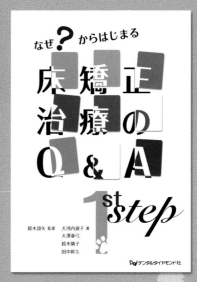

▲詳しい情報はこちら

A4判・160頁・オールカラー
本体8,000円+税

CONTENTS

1章　床矯正治療とは？

2章　前処置
- 印象トレーはどのような種類、サイズを用意する？
- 印象をうまく採るコツは？
- 小児や嘔吐反射が激しい患者さんの印象はどう採る？（患者編）（術者編）
- 印象はどこをしっかり採ればよい？
- 乳歯の削合とは？
- カリエス治療はいつ行う？　他

3章　治療方針
- 床矯正治療は乳歯列から始めるべき？
- 上下叢生の拡大は同時に行うべき？
- 初心者でも手がけられる症例は？
- 治療中に使ってはいけない言葉は？
- 床矯正治療の利点・欠点は？
- 必要な床装置の数を聞かれたら？
- 簡単そうに見えて難しい症例とは？　他

4章　床装置の取り扱い
- 床装置が初めての患者さんに、どんな資料を渡したらよい？
- 最初の床装置セット時に説明すべきことは？
- スクリューを巻くタイミングはいつがよい？
- 拡大スクリューを巻くペースは？
- 床装置を何度も失くしてしまう患者さんへの指導方法は？
- 患者さんの性格や性別による注意点は？　他

5章　床装置の特徴
- 平行タイプとファンタイプはどこが違う？
- 「前方拡大装置を巻き戻して使う」とは？
- アダムスクラスプを第2乳臼歯と第1大臼歯のどちらに設定したらよい？
- 後方に起こすスプリングの使い方は？
- 唇側線の使い方は？
- スプリングはどのくらいの力をかければよい？　他

6章　よくあるトラブルとその対処
- 床装置がトラブルで入れられないのにすぐに来院できないとき、どうする？
- 拡大中に床装置を失くして新製したら入らない！なぜ？
- 床下粘膜が痛い場合の対処法は？
- 唇側線が頬粘膜に当たって痛い場合の対処法は？
- 拡大しすぎた場合の対応は？
- 床装置が緩くて外れやすいときの対処法は？
- 床装置が壊れた場合の修理代は？　他

7章　もっと知りたい方へ
- CRボタンの付け方は？
- 拡大中にエラスティックをかけられる？
- 小臼歯にエラスティックをかけるのが難しいときはどうする？
- エラスティックの適切なかけ方は？（前歯部編）（臼歯部編）
- 治療費の設定とその内訳は？
- 来院時のチェックポイント　他

デンタルダイヤモンド社

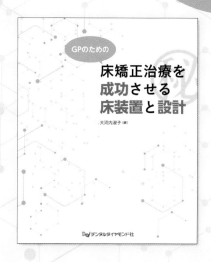

GPのための
床矯正治療を成功させる床装置と設計

【著】大河内淑子

待望の床装置まるわかりBOOK登場！

基本的に、非抜歯による保存的アプローチで行われることが多い床矯正治療。これまで多くの関連書籍が出版されるなか、使用する床装置にフォーカスしたものはありませんでした。床装置の構造や目的、その使い方や活性化を熟知していなければ、当然ながら期待されるゴールには導けません。そこで、各種床装置の解説と設計、そして臨床でそれら床装置をどう組み合わせるのか、症例を織り交ぜて解説する本書を企画しました。さらに、歯科技工士が適切な床装置を製作するうえで欠かせない、技工指示書の書き方も収載。
多くの子どもたちをよい歯並び、そしてよい顔貌へと育成する一助として、ぜひ本書をご活用ください。

A4判変型・200頁・オールカラー　本体9,000円+税

CONTENTS

第1章　床装置の基本構造
- NO調整、NO床矯正
- レジン床
- 維持装置
- 唇側線
- 付加装置（スクリュー・スプリング）

第2章　床装置の種類別の設計と特徴
- 側方拡大装置
- 前方移動装置
- 後方移動装置
- 縮小装置
- 閉鎖型装置
- 斜面板
- タンガード
- 咬合挙上板
- 舌挙上板

第3章　床装置の臨床応用
- 側方拡大装置（平行タイプ・ファンタイプ）
- 前方移動装置
- 後方移動装置
- 縮小装置
- 閉鎖型装置
- 斜面板
- 咬合挙上板
- タンガード
- 舌挙上板
- 前歯前方スプリング
- 近・遠心スプリング
- 内・外斜スプリング
- 唇側線

第4章　技工指示書
- 技工指示書の書き方

デンタルダイヤモンド社

著者プロフィール

鈴木設矢 （すずき せつや）

1978年	日本歯科大学大学院保存学 修了
1979年	東京都中野区開業
1997年	日本歯科大学歯周病学教室 非常勤講師
2000年〜	床矯正研究会設立 主幹
2016年	ICD 国際歯科学士会 副会長

●おもな著書

『抜かない歯医者さんの矯正の話』
『臨床医のための床矯正・矯正治療［基礎篇］［症例篇］』
『臨床医のための床矯正・矯正治療　反対咬合篇』
（以上、弘文堂）
『GP のための床矯正・矯正のすすめ』
『GP のための床矯正・矯正のすすめ 活用編』
『月刊鈴木設矢〜床矯正治療の5 Essentials〜』
『なぜ？からはじまる 床矯正治療のQ&A 1st step』
『口腔機能をはぐくむバイオセラピープロモーション』
『聖アポロニア探訪譚』
『GP でもできる反対咬合“早期治療”BOOK』
（以上、デンタルダイヤモンド社）　他多数

大河内淑子 （おおこうち よしこ）

2002年	北海道大学歯学部歯学科 卒業
2003年	東京都立広尾病院臨床研修 修了
	都内の開業医にて勤務
2008年〜2020年3月	鈴木歯科医院（中野区）勤務
2020年4月〜	都内の開業医にて勤務

●おもな著書

『よくかむ日曜日ごはん vol.1/2』［共著］
（オーラルアカデミー）
『GP のための床矯正・矯正のすすめ 活用編』［共著］
『なぜ？からはじまる床矯正治療のQ&A 1st step』［共著］
『口腔機能をはぐくむバイオセラピープロモーション』［共著］
『GP のための床矯正治療を成功させる床装置と設計』
『臨床の玉手匣 小児歯科篇』［共著］
（以上、デンタルダイヤモンド社）

おうち矯正 Q&A
0歳から不正咬合を予防する“もっと”身近な指導法

発 行 日	2025年1月1日　第1版第1刷
	2025年4月28日　第1版第2刷
著　　者	鈴木設矢　大河内淑子
発 行 人	濵野 優
発 行 所	株式会社デンタルダイヤモンド社
	〒113-0033 東京都文京区本郷2-27-17 ICNビル3階
	TEL 03-6801-5810㈹　FAX 03-6801-5009
	https://www.dental-diamond.co.jp
振替口座	00160-3-10768
印 刷 所	株式会社エス・ケイ・ジェイ

©Setsuya SUZUKI, Yoshiko OKOCHI, 2025

落丁、乱丁本はお取り替えいたします

• 本書の複製権・翻訳権・上映権・譲渡権・公衆送信権（送信可能化権を含む）は㈱デンタルダイヤモンド社が
保有します。
• JCOPY〈㈳出版者著作権管理機構 委託出版物〉
本書の無断複写は著作権法上での例外を除き禁じられています。複写される場合は、そのつど事前に㈳出版者
著作権管理機構（TEL：03-5244-5088、FAX：03-5244-5089、e-mail：info@jcopy.or.jp）の許諾を得てください。